Bibliothèque des Connaissances médicales
DIRIGÉE PAR LE DOCTEUR APPERT

Dr M. BRELET
Professeur à l'École de Médecine de Nantes

La scarlatine

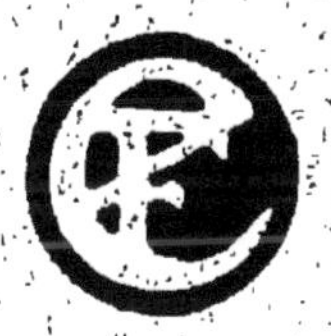

PARIS
ERNEST FLAMMARION, ÉDITEUR
26, RUE RACINE, 26

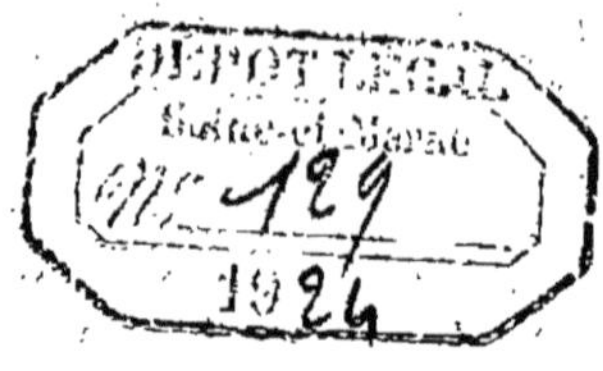

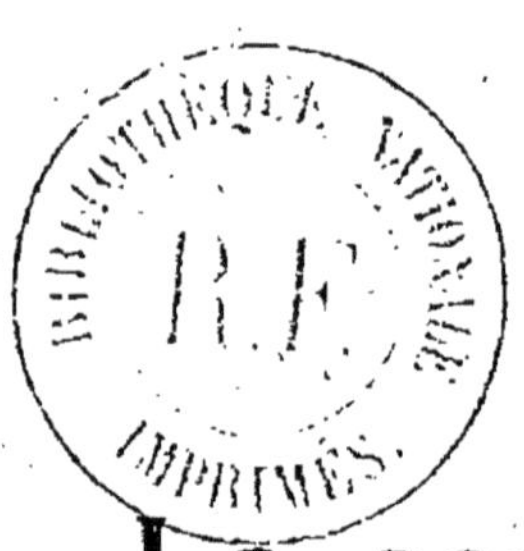

La scarlatine

Bibliothèque des Connaissances médicales
DIRIGÉE PAR LE DOCTEUR APERT

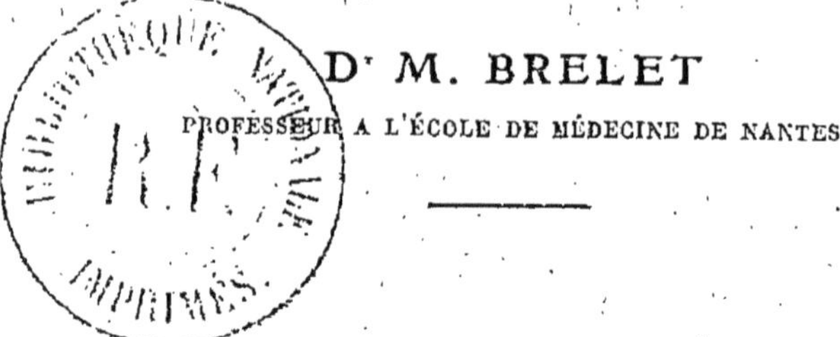

Dr M. BRELET
PROFESSEUR A L'ÉCOLE DE MÉDECINE DE NANTES

La scarlatine

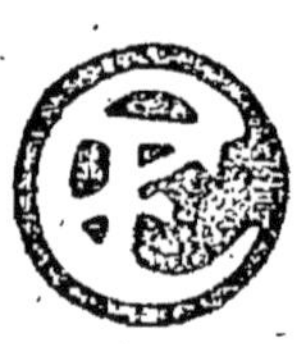

PARIS
ERNEST FLAMMARION, ÉDITEUR
26, RUE RACINE, 26

1924

La scarlatine

CHAPITRE PREMIER

GÉNÉRALITÉS

La scarlatine étant décrite, dans les Traités de Médecine, au chapitre des fièvres éruptives, il convient, au début de cette étude, de définir les fièvres éruptives et de s'entendre sur la signification de ce terme. Si l'on veut bien réfléchir quelques instants, on remarquera aussitôt qu'il a une signification très étendue et fort vague, puisqu'il indique seulement la coexistence, chez un malade, de la fièvre et d'une éruption, et que cette coexistence, très fréquente, ne suffit pas à caractériser une maladie. En définissant la scarlatine par le terme fièvre éruptive, on oublie la Logique de Port-Royal, d'après laquelle une définition doit comprendre tout le défini et ne convenir qu'à lui. L'appellation de fièvre éruptive devrait alors être appliquée à de nombreuses maladies : voici le typhus exanthématique ; c'est bien une fièvre, avec une température au voisinage de 40°, et très éruptive, puisque vers le quatrième ou cinquième jour, des taches apparaissent sur presque tout le corps ; on pourrait donc le classer parmi les fièvres éruptives, ainsi d'ailleurs que la fièvre typhoïde, avec ses taches rosées, que le zona ou fièvre zostérienne, l'érythème noueux, l'erysipèle et d'autres encore. Mais il est inutile de vouloir établir une nosographie trop philosophique ; il faut s'en tenir à l'usage qui réserve, dans le langage médical, cette appellation, très imprécise, de fièvre éruptive à quelques affections ayant entre elles des analogies multiples, constituant « une sorte de parenté qui les a longtemps fait confondre les unes avec les autres (1) ». Ces affections sont la rougeole, la scarlatine, la rubéole, la varicelle et la variole ; la description d'une autre fièvre, dite quatrième maladie, et même d'une cinquième maladie, ne fait que compliquer une question déjà difficile et paraît bien superflue.

Les fièvres éruptives sont toutes très contagieuses ; ce sont les maladies les plus nettement contagieuses, les plus transmissibles. Mais elles le sont à des degrés divers. Chacun sait qu'un cas de varicelle, dans une famille, a pour conséquence habituelle la varicelle chez tous les enfants de la famille ; de même pour la rougeole, tandis qu'une scarlatine n'est pas ainsi presque fatalement suivie d'une épidémie familiale.

Contagieuses et transmissibles, les fièvres éruptives sont donc très certainement des infections microbiennes, mais dont nous ne connaissons pas encore les germes pathogènes (2). Ceux-ci, et les poisons qu'ils secrètent, ont, pour chaque fièvre, une action spéciale sur l'organisme. Cette action spéciale se traduit d'abord par la variabilité des réactions de la peau, par la différence d'aspect des exanthèmes : macules de la rougeole, nappe pointillée de la scarlatine, pustules de la variole. Elle se manifeste aussi par l'at-

(1) HUTINEL et MARTIN, article Scarlatine. *Les maladies des enfants*. Tome I, 1909.

(2) Notons toutefois que Di Cristina a peut-être découvert en 1921 le microbe de la Scarlatine.

teinte élective de tel ou tel organe, ce qui rend si dissemblables les complications de ces maladies : la rougeole lèse les muqueuses des voies respiratoires, elle est redoutable par ses complications broncho-pulmonaires, alors que le germe de la scarlatine infecte surtout la gorge et le naso-pharynx, amène très souvent, au moins à un degré léger, des altérations du parenchyme rénal.

Si l'on n'a pas encore trouvé les microbes des fièvres éruptives, on a du moins mis en évidence le rôle important des infections secondaires à microbes connus ; aussi bien pour la scarlatine que pour la rougeole, le streptocoque a une certaine part de responsabilité, moins dans la pathogénie des formes graves que dans l'apparition de diverses complications.

Au point de vue clinique, les fièvres éruptives ont un aspect bien spécial ; leur évolution se fait suivant un cycle, différencié sans doute pour chacune d'elles, mais ayant cependant des caractères communs. Lorsqu'un sujet sain a été en contact avec un malade atteint d'une fièvre éruptive ou a été exposé à quelque autre mode de contagion, il ne présente rien d'anormal pendant un ou plusieurs jours ; c'est *l'incubation*, plus ou moins longue selon chaque fièvre éruptive et d'une durée assez bien connue pour qu'on puisse presque prédire quel jour apparaîtra la maladie. Après l'incubation, les premiers symptômes surviennent, marquant la période d'*invasion*, qui dure plus ou moins longtemps, qui se manifeste par des symptômes généraux et des signes particuliers pour chaque fièvre. Dès cette période, on peut souvent et on doit, pour la prophylaxie, faire le diagnostic, qui sera bientôt confirmé par l'apparition d'un exanthème et c'est alors la période d'*éruption*. Puis, lorsque l'éruption est à peu près terminée, mais parfois, surtout dans la scarlatine, quelques jours plus tard, on remarque un nouvel aspect de la peau; c'est la *desquamation*. Lorsqu'on a suivi l'évolution d'une fièvre éruptive depuis la période d'invasion jusqu'à la desquamation, on possède trois données pour faire le diagnostic et celui-ci ne peut guère être inexact. Mais il arrive souvent que l'on soit appelé seulement à la période d'éruption; c'est alors par l'interrogatoire du malade et de son entourage que l'on reconstitue les incidents qui ont marqué la période d'invasion. Dans quelques cas enfin, on ne voit le malade qu'au dernier acte, à la desquamation; on ne possède donc que la troisième donnée du problème de diagnostic; mais la desquamation de la scarlatine est si spéciale qu'elle a permis plus d'une fois de faire un diagnostic rétrospectif.

La scarlatine a des *formes cliniques* qui mériteront une étude approfondie. On peut à peine comparer un léger malaise fébrile avec éruption fugace à une toxi-infection redoutable amenant la mort en trois ou quatre jours; et cependant c'est bien la même maladie, mais dont le germe a une virulence singulièrement variable et aussi atteint des organismes plus ou moins résistants. Dans d'autres cas, ce sont des *complications* qui modifient l'allure de la maladie; parmi ces complications, les unes sont exceptionnelles; nous les mentionnerons à peine, nous en oublierons même probablement quelques-unes, préférant décrire surtout ce que l'on observe chaque jour dans un service de scarlatineux.

A propos du *diagnostic*, il faudra reconnaître la difficulté extrême de quelques cas; il existe en effet des éruptions, les érythèmes scarlatiniformes, qui ressemblent parfois beaucoup à la scarlatine. C'est en y regardant de près, en examinant les circonstances dans lesquelles est survenue la maladie, qu'on fera le diagnostic différentiel. Même avec la plus scrupuleuse attention, deux cliniciens avisés pourront différer d'opinion sur un érythème scarlatiniforme, et cela surtout d'après leurs idées personnelles sur les rapports de la scarlatine et des streptoccocies. Dans l'avenir, le diagnostic pourra peut-être se préciser si l'on arrive à posséder une réaction biologique, dont le résultat positif entraînera la certitude. Quelques travaux ont déjà été faits dans cette voie.

Le *pronostic* de la scarlatine varie beaucoup selon les races, selon les épidémies. Mais, dans l'ensemble, la mortalité par scarlatine n'est pas élevée en France; quant aux séquelles, elles sont relativement rares; aussi la scarlatine ne nous paraît-elle pas mériter la réputation assez mauvaise qu'elle a dans le public. Les broncho-pneumonies de la rougeole et de la coqueluche rendent, au moins dans les hôpitaux, ces affections plus meurtrières que la scarlatine. Le rhumatisme articulaire aigu est, dans ses conséquences lointaines, plus redoutable que la scarlatine, car il crée beaucoup plus de cardiopathies chroniques que la scarlatine n'engendre de néphrites chroniques.

Le dernier chapitre sera consacré à la *prophylaxie* et au *traitement*. Nous verrons, à propos de la prophylaxie, que bien des fautes d'hygiène sont souvent commises par l'entourage des malades isolés; le médecin doit entrer dans les moindres détails, donner des conseils très précis, pour éviter la dissémination du virus scarlatin. Quant au traitement, parfois très simple dans les formes légères, il doit, dans d'autres cas, être d'une très grande énergie pour lutter contre une toxi-infection d'une virulence extrême.

CHAPITRE II

HISTORIQUE

Où et quand survint le premier cas de scarlatine? On ne sait. Les érudits ont discuté si l'épidémie qui sévit à Athènes, en l'an 429 avant l'ère chrétienne, était une épidémie de scarlatine ou de fièvre typhoïde. Différentes descriptions de Celse, de Cœlius Aurélianus, d'Arétée de Cappadoce, s'appliquent peut-être à la scarlatine. En réalité, il faut arriver jusqu'au XVIe siècle pour trouver la trace certaine de cette fièvre éruptive.

En 1556, à Naples, Ingrassias signale une maladie qu'il appelle *rossania* et qui est bien la scarlatine. Coyttar, de Poitiers, écrit en 1578 la première monographie sur la *fièvre pourprée* épidémique et contagieuse. En 1738, Sydenham donne à cette maladie le nom de scarlatine (1). Pendant le XVIIIe siècle, des épidémies surviennent un peu partout, en Champagne, à Stockholm, à Plymouth, à Heidelderg (2). Le XIXe siècle est très riche en travaux, plus ou moins impor-

(1) *Febris scarlatina* (fièvre écarlate; scarlet fever).

(2) SANNÉ, Art Scarlatine. *Dict. Encyclop. des Sciences médicales*, 1879.

tants, concernant le scarlatine. Signalons, entre autres, les études de Bretonneau, la monographie de Noirot (1847), les leçons cliniques de Trousseau (1868) qu'on lit encore avec profit. Puis c'est l'article, très complet, de Sanné dans le *Dictionnaire encyclopédique des Sciences Médicales* (1879), celui de Picot dans le *Nouveau Dictionnaire de médecine et de chirurgie pratiques* (1882). A l'heure actuelle, les divers Traités de Médecine, les ouvrages de Pathologie infantile, les nombreux Précis contiennent tous une bonne description de la scarlatine; chaque année, quelques travaux sont publiés, apportant des faits cliniques curieux, une étude plus minutieuse de quelque complication, cherchant une thérapeutique spécifique.

Les bactériologistes ont naturellement travaillé la question, cherchant à découvrir le microbe de cette fièvre éruptive. Teissier et Duvoir (1) ont relaté très complètement l'historique des recherches sur le virus scarlatin. C'est Hallier qui, en 1869, aurait, le premier, constaté, dans le sang de trois enfants scarlatineux, un microcoque qu'il appela *Tilletia scarlatinosa;* Klebs décrivit, en 1875, un *Monas scarlatinosum;* Jamieson et Eddington isolèrent des squames et du sang un *Bacillus scarlatinæ*, qui, inoculé à des animaux, déterminait un érythème avec desquamation; ce résultat fut contredit par la Société médicale d'Edimbourg. Mais c'est surtout Dohle qui crut avoir trouvé, en 1912, un parasite spécial; nous verrons qu'il n'en était rien. Quelques recherches récentes permettent de supposer que le virus de la scarlatine est un virus filtrant et l'on a pu commencer l'étude de la scarlatine expérimentale. En 1921, Di Cristina a trouvé dans le sang des scarlatineux un microbe anaérobie.

Une autre question a préoccupé les bactériologistes

(1) Article Scarlatine. *Nouveau traité de Médecine.* Fasc II, 1922.

et provoqué de nombreuses discussions; c'est celle des infections secondaires, de l'infection par le streptocoque. Depuis les travaux de d'Espine et Marignac (1892), le rôle du streptocoque a été mis en évidence, parfois même au premier plan; mais ce serait une erreur de donner à ce germe une trop grande importance, la scarlatine pouvant être et étant souvent très grave par elle-même, par le virus scarlatin.

CHAPITRE III

ETIOLOGIE

Théoriquement, l'étiologie de la scarlatine est très simple : un germe virulent, provenant d'un malade, pénètre, après un trajet plus ou moins long, dans un organisme sain mais présentant des conditions favorables au développement de ce germe ; alors survient un second cas de scarlatine. Ainsi donc, deux questions sont à étudier : la trajectoire du virus partant du sujet malade pour arriver au sujet sain ; la réceptivité du sujet sain.

La trajectoire du virus scarlatin.

Nous chercherons à suivre le virus scarlatin depuis son point de départ jusqu'à son point d'arrivée ; mais il nous faudra reconnaître que, dans bien des cas, il est impossible de savoir d'où vient le virus, de retrouver le contact infectant ou de préciser l'objet qui a pu servir à transporter le germe d'un point à un autre. A propos de l'arrivée dans l'organisme et de la pénétration du germe, nous verrons qu'on ne peut encore faire que des hypothèses.

Pour la scarlatine, comme d'ailleurs pour les autres

maladies contagieuses, deux cas se présentent : le médecin est appelé dans une famille, pour un enfant par exemple, et fait le diagnostic de scarlatine; les parents lui disent alors qu'ils ne sont pas surpris de l'apparition de cette fièvre éruptive, car, quelques jours auparavant, l'enfant s'est trouvé dans un milieu où il y avait de la scarlatine. Dans d'autres cas, à l'énoncé du diagnostic, les parents rappellent leurs souvenirs sur les allées et venues de l'enfant, sur ses fréquentations pendant les jours précédents; mais c'est en vain qu'ils font cette recherche et finalement ils ne peuvent donner aucune indication sur la source du contage.

Il n'est donc pas surprenant qu'avant les notions aujourd'hui définitivement établies sur les maladies microbiennes et contagieuses, des médecins aient pu admettre le développement spontané de la scarlatine. On lit, dans les livres un peu anciens, l'histoire d'un jeune homme chez qui la maladie se déclara à la suite d'un bain de rivière pris pendant l'hiver; on a soutenu aussi cette opinion que la suppression de la transpiration serait la cause unique de la scarlatine, le mélange avec le sang des matériaux constitutifs de la sueur produisant une effervescence capable de déterminer la fièvre, et le sang se portant à la peau, en vertu d'un mouvement de dépuration. Il n'y a pas lieu de s'arrêter plus longtemps à ces données étiologiques, qui nous ramèneraient aux théories médicales du XVIIe siècle. Nous verrons bientôt comment peuvent être expliqués très facilement les cas de scarlatine dont la contagion échappe à l'enquête la plus minutieuse.

En Angleterre, des cas de scarlatine ont été attribués au lait que des médecins considèrent comme un puissant vecteur d'infection. Au cours d'épidémies observées par Klein, Blanc, la scarlatine ne survint que dans la clientèle de certaines laiteries et on émit l'hypothèse que la scarlatine était une maladie des bovidés transmise par le lait. Les premiers cas observés à Hendon étaient apparus peu après l'entrée dans la ferme d'une vache ayant aux trayons des ulcérations suspectes ; mais ces ulcérations furent reconnues n'être que du cowpox infecté par un streptocoque. A Maryleborne, la scarlatine ne régna que dans le personnel d'une vacherie et Kober a pu relever l'histoire de 74 épidémies anglaises où le lait paraissait le vecteur du germe pathogène. Ces faits peuvent recevoir une autre interprétation; ils rappellent certaines épidémies de fièvre typhoïde, de dysenterie à l'origine desquelles se trouvent des malades méconnus ou des convalescents porteurs de germes. Teissier et Duvoir, Weill et Pèhu (1) pensent que, dans ces épidémies anglaises, l'agent de transmission était un laitier atteint de scarlatine.

Stickler assimile la fièvre aphteuse des bovidés à la scarlatine humaine. En inoculant à trois enfants le contenu de vésicules aphteuses, il prétend les avoir immunisés contre la scarlatine. Ces enfants avaient peut-être une immunité naturelle; il faudrait un nombre beaucoup plus considérable de faits pour entraîner la conviction. D'autre part, la stomatite aphteuse n'a jamais immunisé contre la scarlatine.

Il faut donc en rester à la notion du virus scarlatin passant, soit directement, soit par des intermédiaires, d'un malade à un sujet sain. A quel moment de sa maladie le scarlatineux répand-il des germes autour de lui ? En quel point de son organisme recèle-t-il ces germes ? Ce sont deux questions d'une extrême importance, car, si l'on peut les résoudre, on aura des bases solides pour édifier la prophylaxie et empêcher la diffusion de la scarlatine.

(1) Article Scarlatine. *La pratique des Maladies des Enfants,* Fascicule VI, 1922.

Le malade est contagieux dès le début, avant même l'éruption ; il le reste longtemps, pendant la période de desquamation. Cette notion n'a pas été admise sans controverses ; elle est aujourd'hui bien établie.

On croyait autrefois que la scarlatine était surtout, voire presque exclusivement, contagieuse à la période de desquamation. Mais, en 1865, Girard adressa, de Marseille, à la *Société Médicale des Hôpitaux de Paris*, un rapport sur des cas de contagion précoce : trois frères couchent dans une même chambre ; un matin, l'un d'eux a une éruption de scarlatine ; la mère envoie les deux autres à la campagne ; seize jours plus tard, ils sont tous deux atteints de scarlatine. Voici une autre observation de Girard : une jeune fille voit chaque jour une de ses amies ; un soir, quelques heures après la visite de cette amie, elle est prise de fièvre, c'est la scarlatine ; dix-sept jours après, l'amie a la scarlatine. Pour Girard, la scarlatine se transmet donc dès le premier jour ; elle a une incubation de deux semaines ; l'isolement pendant quarante jours est complètement inutile ; ces deux dernières opinions sont inexactes.

Depuis le travail de Girard, des faits très nombreux ont été relatés, de contagion avant l'éruption. Voici, entre autres, une observation de Lemoine (1) : le soldat G..... entre à l'infirmerie régimentaire le 23 janvier pour angine ; en face de lui, H... est en traitement pour blennorrhagie. Le 25, G..., reconnu atteint de scarlatine, est envoyé à l'hôpital. H..., pris de mal de gorge le 31 janvier, a, le 2 février, une éruption scarlatineuse.

Le Gendre (2) reçoit à l'hôpital d'Aubervilliers trois

(1) Contagiosité de la scarlatine. *Soc. méd. des Hôp. de Paris*, 22 novembre 1895.

(2) *Soc. méd. des Hôp. de Paris*, 22 novembre 1895.

femmes atteintes de scarlatine et venant de l'hôpital Broca où elles étaient en traitement pour des accidents syphilitiques ; deux ou trois jours auparavant, un cas de scarlatine était constaté à Broca dans la salle où se trouvaient ces trois femmes. La malade avait été, sitôt l'éruption découverte, envoyée à Aubervilliers ; mais elle avait eu le temps de contagionner, avant l'éruption, trois de ses voisines.

En faisant une enquête sur l'origine de quinze cas de scarlatine survenus chez des élèves de l'Ecole du Service de Santé militaire à Lyon, Boisson (1) a pu déterminer, neuf fois sur quinze, la source de la contagion : six malades avaient été contagionnés directement par des scarlatineux à la période d'invasion ; un malade, par un scarlatineux en période éruptive ; un cas relevait d'une contagion indirecte par germe provenant d'un malade à la période éruptive ; le dernier cas était dû à une contagion directe par un scarlatineux convalescent.

La scarlatine est donc, comme la rougeole, comme les oreillons, contagieuse dès la période du début, avant même l'éruption. Elle est contagieuse pendant la période d'état de la maladie ; elle l'est encore à une période tardive, pendant la desquamation et même plus tard.

Les faits de contagion par un scarlatineux arrivé à la période de desquamation sont irrécusables. Nous verrons comment les expliquer, mais on ne peut mettre en doute quelques cas de contagion par les squames. Une observation de Sanné a été souvent citée ; elle est classique : « Une dame, habitant avec sa fille en Bretagne, dans une localité absolument indemne de scarlatine, reçoit au mois d'août 1877 une lettre d'une jeune femme qui avait servi d'institutrice à sa fille et qui habitait pour le moment en

(1) *Annales d'Hygiène publique*, mars 1906.

Allemagne. Dans sa lettre, cette personne annonçait qu'elle venait d'avoir la scarlatine, mais qu'elle était en convalescence; la maladie en était, disait-elle, à la période de desquamation, et cette exfoliation était tellement abondante que, tout en écrivant sa lettre, elle avait été contrainte de secouer son papier à plusieurs reprises, afin d'en chasser les pellicules qu'elle y laissait tomber à profusion. Quelques jours après l'arrivée de ce billet, la mère et la fille sont prises toutes deux de scarlatine; la mère succombe, la fille guérit à grand'peine. »

Grasset, Schoull ont relaté deux autres cas de contagion par lettre, dans lesquels on pouvait incriminer les squames. Hublé, Le Rouvillois observèrent aussi la contagion par les squames (1).

On a discuté ce mode de contagion en faisant remarquer que bien souvent les squames ne paraissent guère dangereuses. Comby (2) signale le fait suivant qui lui a été communiqué par Bressé : un enfant de neuf ans contracte la scarlatine et on l'isole dans sa chambre; au moment de la desquamation, l'enfant s'amusait à détacher de longues squames de la paume de ses mains; un jour, en l'absence des parents, le jeune malade appelle ses deux sœurs, et, par la porte entr'ouverte, leur donne une des plus belles squames que les fillettes emportent dans leur chambre. Elles ne contractèrent pas la maladie.

Lemoine (3) a vu 51 convalescents quitter l'hôpital militaire du Val-de-Grâce alors qu'ils présentaient encore de la desquamation aux membres inférieurs. Ces soldats partirent dans diverses directions pour aller passer leur congé de convalescence chez leurs

(1) *Bulletin de la Société de Médecine militaire française*, 1907.
(2) Comment se transmet la scarlatine. *Arch. de Méd. des Enfants*, 1909, p. 612.
(3) *Bulletin Médical*, 1907, p. 559.

parents. Aucun cas de scarlatine ne survint dans leurs familles.

Ces faits de non-contagion par des convalescents desquamant encore ne prouvent cependant pas absolument que les squames n'étaient pas contagieuses ; car on peut toujours supposer que les convalescents se sont trouvés en contact avec des personnes présentant, vis-à-vis de la scarlatine, une immunité naturelle ou acquise. Ils permettent cependant de croire que les squames sont beaucoup moins redoutables qu'on ne le croyait autrefois.

Aussi l'opinion admise aujourd'hui est-elle que les squames sont contagieuses parce qu'elles ont été souillées par le malade, par ses sécrétions nasales et bucco-pharyngées. C'est dans le nez, la gorge et la bouche des scarlatineux que se trouvent, très probablement, les dépôts de virus scarlatin. Le malade répand des germes autour de lui en parlant, en toussant, en éternuant ; il infecte ainsi son linge, la literie, les meubles et tous les objets qui garnissent la chambre. Il peut aussi infecter par la salive les lettres qu'il écrit. Comby insiste sur cette remarque très judicieuse faite par Herrman que, dans les cas de contagion par les lettres, la salive qui a servi à clore l'enveloppe peut être incriminée aussi bien que les squames. Celles-ci ne sont donc pas particulièrement contagieuses ; elles le sont comme tout ce qui se trouve dans la chambre du malade.

Cette notion de la résidence du virus scarlatin dans le nez et la gorge cadre bien avec tout ce que nous savons des infections rhino-pharyngées dans la méningite cérébro-spinale, dans la diphtérie et probablement aussi dans la rougeole. Elle nous explique, par la persistance du virus dans les fosses nasales, le cavum et les amygdales, les contagions tardives qui ont été signalées très nombreuses et dont nous relaterons seulement quelques-unes.

Voici un très beau cas de Sanné : un homme, habitant Sedan, est pris, le 8 janvier 1865, d'une scarlatine très intense. Il reste en quarantaine pendant six semaines, et communique la maladie à un parent qui venait le voir souvent. En quittant sa chambre le 20 février, il va passer un mois à la campagne puis part pour Paris où il arrive le 22 mars. Ce même jour, il vient chez des amis, embrasse un jeune garçon, le tient sur ses genoux. Huit jours plus tard, l'enfant a la scarlatine. La transmission s'est donc opérée soixante-treize jours après le début de la première scarlatine. Un cas de Spear est analogue. Un convalescent de scarlatine, rentrant chez lui trois mois après le début de la maladie, alors que ses vêtements et son linge avaient été renouvelés, infecta son jeune frère et à peu de jours d'intervalle quatre autres enfants.

La persistance du virus scarlatin et la contagion tardive font supposer qu'il y a des scarlatineux qui restent longtemps porteurs de germes, tout comme certains diphtériques, tout comme certains typhiques. Le jour où l'on connaîtra bien le germe scarlatin, quand on pourra ensemencer les produits rhino-pharyngés, les cultiver pour voir s'ils renferment encore ou non le microbe de la scarlatine, cette supposition deviendra un fait scientifiquement démontré ; mais déjà, par les études épidémiologiques et par les idées théoriques montrant l'analogie entre la scarlatine et d'autres infections à germe connu, on comprend mieux la contagion tardive et on doit diriger plus sciemment la prophylaxie de la scarlatine.

Voici donc un scarlatineux ayant dans les fosses nasales et le pharynx des germes virulents. Comment ces germes vont-ils passer du malade à un sujet sain et réceptif pour engendrer une seconde scarlatine ?

Dans un certain nombre de cas, la trajectoire du

virus scarlatin est courte. A... est couché, atteint de scarlatine; B... le soigne; C... vient le voir, s'entretient avec lui. Quelques jours plus tard, B... et C... ont la scarlatine. En faisant une enquête sur l'origine de 2.213 scarlatines d'adultes, Roger a pu relever la contagion directe dans 373 cas.

Dans une autre série de faits, la contagion se fait par l'intermédiaire d'objets provenant de la chambre du scarlatineux. Nous avons déjà cité des faits de transmission par les lettres; en voici un autre publié par Léquyer dans la *Gazette médicale de Nantes* en 1909 :

Léquyer, appelé, le 15 septembre 1909, auprès d'un malade atteint, depuis le 11 septembre, d'un mal de gorge violent, constate une éruption confluente de couleur rouge écarlate. Le malade raconte qu'il a reçu, le 18 et le 25 août, des lettres d'un ami en traitement à l'hôpital militaire depuis le 16 août pour scarlatine, avec éruption très éphémère, mais angine persistante. Voilà donc un scarlatineux avec angine qui, dans les huit premiers jours de sa maladie, envoie deux lettres à un de ses amis. La dernière lettre est du 25 et l'angine du contagionné apparaît le 11 septembre. La longue durée de l'incubation, 17 jours, n'est pas surprenante; car le contagionné avait mis dans sa poche les deux lettres pour répondre à des renseignements qu'il devait se procurer; il est donc possible que le contage ait eu lieu dans les jours qui suivirent la réception de la seconde lettre, contage provoqué par le froissement et le contact de la lettre maniée et relue plusieurs fois. Léquyer admet comme très vraisemblable que, dans ce cas, des sécrétions buccopharyngées ou nasales avaient souillé les lettres écrites à l'hôpital militaire; ces sécrétions desséchées sur la feuille de papier auraient été reprises par les doigts du destinataire qui, les portant à sa bouche, se sera ainsi contaminé.

La contagion par des livres a été établie pour quelques cas ; des vêtements, des draps ont pu aussi être souillés par des germes et servir d'intermédiaire entre un premier et un second cas de scarlatine ; le plancher, les murs d'une chambre qui a été occupée par un malade sont les réceptacles de microbes qui peuvent rester longtemps virulents. D'après Sanné « les miasmes de la scarlatine conservent pendant fort longtemps leur activité » et il cite un cas de Bénédict : des enfants contractèrent la scarlatine après leur retour dans une chambre où était mort un scarlatineux deux mois auparavant.

Teissier et Duvoir insistent sur les faits typiques de reprise de scarlatine après un long délai, dans des appartements ou dans des pièces qui, fermées après désinfection et changement de tentures, « ont été pour l'hôte qu'elles ont reçu dès que rouvertes, la seule raison apparente d'une scarlatine. » Ils signalent aussi un fait de contagion par un serviteur qui rentre guéri, et dont la chambre séparée au sixième a été désinfectée, mais où il retrouve tout ce qui a pu être contaminé par lui avant son départ pour l'hôpital et au début de la maladie.

Un fait de Hildenbrand (cité par Sanné) est des plus curieux. « Un habit noir que j'avais, dit Hildenbrand, en visitant une malade attaquée de scarlatine et que je portai de Vienne en Podolie sans l'avoir mis depuis plus d'un an et demi, me communiqua, dès que je fus arrivé, cette maladie contagieuse que je répandis alors dans cette province, où elle était jusqu'alors presque inconnue. » Mais, d'après Moizard (1), un pareil fait est invraisemblable. Quoiqu'il en soit, ce mode de contagion nous amène à étudier les cas de transmission par les médecins ou

(1) Article Scarlatine. *Traite des Maladies de l'Enfance.* Tome I. 1904.

par les personnes en contact avec un scarlatineux, qui ne contractent pas la scarlatine, mais la transmettent à une tierce personne. A... est atteint de scarlatine; B... vient le voir et se rend chez C...; B... n'a rien; C... contracte la scarlatine. Sanné avait déjà signalé « les personnes qui, ayant été en contact avec des scarlatineux, servent de véhicules aux miasmes et importent la maladie sans en être atteintes elles-mêmes ». Il avait observé les faits suivants : un enfant est atteint de scarlatine dans un collège : sa mère, qui avait un autre enfant qu'elle nourrissait au sein, venait plusieurs fois par semaine passer une heure ou deux avec le malade ; de retour à la maison, elle donnait à téter au nouveau-né ; celui-ci contracta la fièvre éruptive. Un homme, ayant un fils atteint de scarlatine dans une maison d'éducation, lui faisait souvent de longues visites ; il rapporta la maladie à ses autres enfants restés à domicile.

J'ai observé un fait identique : une malade est atteinte de scarlatine quelques jours après une intervention pour appendicite survenue en période puerpérale ; sa mère vient chaque jour la voir et, rentrant chez elle, apporte la scarlatine à un fils qui n'était pas allé chez sa sœur.

Le médecin, sortant de la chambre d'un scarlatineux et allant soigner un autre malade, peut communiquer la maladie à celui-ci. Bernouilli raconte qu'un médecin, peu de temps après avoir été en contact avec des scarlatineux, se rendit auprès d'une femme en couches à laquelle il pratiqua la version ; huit jours après, cette femme fut atteinte de scarlatine.

Les médecins contagionnent aussi parfois des personnes de leur famille ou de leur entourage. C'est ce qui arriva à Rezek : ayant été visiter trois scarlatineux, il rentra chez lui ; six jours plus tard, une de ses filles fut atteinte. Lemoine fait sa visite d'hôpital dans une salle de scarlatineux, prélève de l'exsudat pharyngé à un malade; puis il rentre chez lui, embrasse ses enfants; trois jours plus tard, sa fille a la scarlatine.

A Romorantin, en 1882, Geschwind (1) soigne des chasseurs du 6e B. C. P. atteints de scarlatine. Sa domestique, ne sortant pas de la maison, retenue auprès d'une enfant ayant la rougeole, est atteinte à son tour. Geschwind pensait bien lui avoir transmis la scarlatine sans avoir été touché lui-même, quand, huit jours après, il desquame. Rapprochant cette desquamation d'angine avec fièvre, de malaises éprouvés la semaine précédente, il reconnut que, s'il avait apporté la scarlatine à la bonne d'enfant, c'est qu'il l'avait lui-même. Ce cas est intéressant; il nous montre le danger, pour l'extension des épidémies, de la scarlatine fruste, sans exanthème, ou avec un exanthème ne durant que quelques heures et passant inaperçu.

Après une trajectoire plus ou moins longue, avec ou sans intermédiaire, le virus scarlatin arrive à un sujet sain. Mais par quelle voie pénètre-t-il dans l'organisme de ce sujet sain? On ne peut faire que des hypothèses. Les fosses nasales et la bouche paraissent être la porte d'entrée, dans la très grande majorité des cas. La question serait simple et assez facilement résolue s'il n'y avait, pour la compliquer, à expliquer l'étiologie de la scarlatine des blessés et des accouchées. Nous aurons l'occasion de reparler de la scarlatine chirurgicale et puerpérale; il semble bien, mais on n'a pu le prouver, que, dans ces deux formes, l'introduction du virus se fait par une voie différente de la voie habituelle. Pourquoi ne pas admettre par analogie pour la scarlatine ce que l'on sait de la diphtérie? Si, dans la très grande majorité des cas, le

(1) *Archives de Méd. et de Pharm. militaires*. 1883, p. 57.

bacille de la diphtérie pénètre dans l'organisme par la bouche et les fosses nasales, on observe quelquefois la diphtérie génitale ou la diphtérie cutanée. Puisque le bacille diphtérique peut se fixer sur les organes génitaux ou la peau, pourquoi le virus scarlatin ne pénétrerait-il pas dans l'organisme par la voie génitale ou par une solution de continuité de la peau?

Une dernière remarque à propos des trajectoires diverses par lesquelles le germe de la scarlatine passe d'un malade à un sujet sain. Les cas, très nombreux, où il est impossible de retrouver l'origine de la contagion se comprennent bien facilement si l'on réfléchit aux relations que l'on a chaque jour avec des personnes sortant peut-être d'une chambre de malade, aux contacts multiples avec des objets qui ont pu être souillés de germes scarlatins, voire au voisinage momentané d'inconnus qui sont peut-être des scarlatineux à la période prééruptive ou des scarlatineux frustes ou des convalescents encore porteurs de germes. Beaucoup de mères de famille redoutent, avec raison, pour leurs enfants, les jardins publics, et les transports en commun (omnibus, tramways, métro, chemins de fer). Dans un square ou dans un tramway, on se trouve parfois à côté d'un enfant et voici que, tout à coup, on le voit avoir une quinte de coqueluche; alors on peut s'éloigner aussitôt. Mais rien ne révèle la scarlatine et des enfants peuvent se trouver en contact avec un scarlatineux au début de la maladie ou à peine convalescent et par conséquent contagieux. Mlle Trufinet (1) a signalé le danger des transports en commun; elle attribue en partie l'extension de la scarlatine à Lyon à la multiplication des tramways.

(1) Recherches statistiques sur la scarlatine à Lyon de 1901 à 1905. *Thèse de Lyon*, 1906.

Les wagons des chemins de fer sont aussi dangereux. J'ai soigné en 1920 une jeune femme atteinte de la scarlatine; vers le vingtième jour, elle était franchement en convalescence, pouvait commencer à se lever. Je lui avais expliqué qu'elle devait cependant rester encore isolée près de trois semaines, ce qui l'avait un peu surprise. Je devais la revoir trois ou quatre jours plus tard, quand je reçus une lettre du mari m'informant que sa femme, se trouvant très bien, venait de partir en Bretagne pour achever sa convalescence chez des parents. Un wagon de la ligne Nantes-Quimper a donc été infecté par cette malade qui, arrivée dans sa famille, ne l'a sans doute pas prévenue de la nature de la maladie et a pu contagionner ainsi plusieurs personnes.

J'ai été appelé en 1919 auprès d'une fillette qui avait de l'angine, de l'otite, celle-ci devant se compliquer quelques jours plus tard de mastoïdite. L'enfant rentrait de vacances, arrivait de Bourgogne. Ses parents m'apprirent que, quinze jours avant de revenir à Nantes, elle avait déjà souffert de la gorge et avait même eu quelques petites rougeurs sur le corps. C'était donc une scarlatine fruste qui avait pu semer des microbes autour d'elle pendant tout le trajet en chemin de fer de la Bourgogne à Nantes.

Les scarlatines frustes non diagnostiquées sont les plus redoutables au point de vue de la contagion. Elles expliquent la persistance de certaines épidémies, malgré les mesures prises. Les malades ainsi atteints sans qu'on le sache ne sont pas isolés et répandent partout le virus scarlatin. Tous les médecins militaires ont insisté sur ce point capital dans l'épidémiologie de la scarlatine. Comme le fait remarquer Baur (1), le cas fruste domine l'étiologie de la scarlatine; c'est aussi l'opinion de Lesage : les

(1) *Thèse de Lyon.* Novembre 1908.

scarlatineux qui contagionnent le plus sont ceux qui se promènent avec une maladie bénigne (1).

Conditions de réceptivité.

On décrit, sous le nom de causes prédisposantes, certaines conditions d'âge, d'état de santé antérieur qui facilitent l'apparition de la scarlatine. Les climats, les saisons ont aussi une influence sur la marche des épidémies. Enfin, beaucoup de sujets ont certainement une immunité naturelle qui leur permet d'être exposés à la contagion sans contracter la maladie.

Age. — La scarlatine est une maladie de tous les âges; on a publié des cas de scarlatine congénitale chez des nouveau-nés dont la mère était atteinte au moment de l'accouchement. On a vu la maladie apparaître chez des enfants de 12 jours, de trois semaines, de deux mois. Les vieillards peuvent la contracter à un âge très avancé, à 70 ans (cas de d'Espine), 73 ans (cas de Treadwell). Mais la scarlatine frappe surtout les enfants de 6 à 10 ans (Rilliet et Barthez). A l'hôpital des Enfants Malades, en 1895, Apert (1) a vu 239 cas de scarlatine dont

de 0 à 4 ans	67
de 5 à 9 ans	127
de 10 à 15 ans	45

Sur 1.428 cas de scarlatine déclarés à Lyon de 1901 à 1905, on relève :

de 0 à 1 an	17
de 1 à 3 ans	147
de 3 à 5 ans	259
de 5 à 10 ans	401

(1) Lesage, *La scarlatine*, 1912.

(2) *Soc. méd. des Hôp. de Paris*, 1896, p. 424.

de 10 à 15 ans 167
de 15 à 20 ans 94
au-dessus de 20 ans 198
sans indication d'âge 145

Les nourrissons contractent rarement la scarlatine; c'est que les nourrissons se fréquentent peu les uns les autres; le cercle de leurs relations étant restreint, ils évitent les dangers microbiens qui résultent des visites, des réunions d'enfants. Mais, en outre, il paraît probable que les enfants viennent au monde avec une certaine immunité naturelle pour quelques maladies infectieuses (1). Ces maladies étant extrêmement communes, beaucoup de femmes ont acquis l'immunité par le fait d'une première atteinte et cette immunité, transmise au fœtus, protège le nouveau-né pendant les premiers mois de la vie extra-utérine. La scarlatine, comme les autres maladies contagieuses (2), est donc exceptionnelle chez les enfants au-dessous d'un an. Il arrive même qu'une mère allaitant son enfant contracte la scarlatine, qu'elle continue à lui donner le sein et que le nourrisson reste indemme. Ces cas, très intéressants pour la pratique médicale, ont été bien étudiés par Lemarquand (3). Pons, Guéniot, Legendre, Picot avaient, depuis longtemps, signalé le fait. Il n'avait pas échappé à l'attention de Sanné dont le travail sur la scarlatine est si remarquable. « Les enfants à la mamelle, écrit Sanné, sont rarement atteints; on cite dans beaucoup de relations d'épidémies des exemples d'enfants restés indemnes, bien qu'ils fussent allaités par leur mère

(1) Hutinel et Lesné, Généralités sur l'enfance. *Les maladies des enfants.* Tome I.

(2) Dutrey, Les maladies contagieuses chez l'enfant au-dessous de six mois. *Thèse de Lyon*, 1921.

(3) Scarlatine maternelle et nourrissons. *Thèse de Paris*. Juillet 1906.

atteinte elle-même de la scarlatine et qu'ils couchassent dans le même lit. » Roger a reçu dans son service en 1899 et en 1900 trente-neuf mères atteintes de scarlatine et allaitant; aucun enfant ne fut atteint. Dufour a vu en 1905 onze mères continuer l'allaitement sans contagionner aucun des enfants. Lemarquand relate vingt et un cas de scarlatine maternelle avec des nourrissons toujours indemnes. En Amérique, Welch et Schamberg ont vu des nourrissons « têter à des seins couverts de l'éruption scarlatineuse, boire un lait fébrile et cependant rester parfaitement bien portants. » Des faits analogues ont été publiés en Allemagne par Salge. En compulsant tous les travaux publiés sur ce sujet, Lemarquand n'a trouvé que deux observations (l'une de Legendre, l'autre de Chausserie-Laprée), dans lesquelles il y eut contagion du nourrisson par sa mère.

Il y a donc une immunité particulière à l'enfant nourri au sein par sa mère atteinte de scarlatine. Cette immunité, remarque Roger, porte à croire que le lait de la mère doit contenir des substances vaccinantes. Mais ce n'est qu'une théorie, que, dans l'état actuel de la science, l'on ne peut tenir pour démontrée. Buffet-Delmas (1) admet aussi comme probable l'immunisation par le lait maternel.

De 6 à 10 ans, les enfants fréquentent les écoles et c'est très souvent à cette période de l'existence qu'ils contractent l'une ou l'autre des fièvres éruptives. L'influence du milieu scolaire est très évidente pour expliquer la fréquence de la scarlatine à cet âge; nous retrouverons cette même influence à propos de la scarlatine aux différentes saisons de l'année.

Plus tard, pour les garçons, la caserne entraîne de nouveaux dangers, de nouvelles sources de contagion, et par elle-même, et par ce fait que les jeunes

(1) *Arch. de Méd. des Enfants*, 1911.

soldats, arrivant de la campagne, se trouvent, dans les villes de garnison, en contact avec des microbes nouveaux, en particulier avec le virus de la scarlatine, celle-ci étant endémique dans les villes. Dans l'armée française, la morbidité par scarlatine est assez forte. En 1902, il y eut 2.227 cas avec 85 décès (1). Cette même année, l'armée allemande n'avait eu que 387 cas, avec 15 décès; l'armée autrichienne, 77 cas, avec 12 décès (2). Alvernhe faisait remarquer en 1902 que, depuis de nombreuses années, la scarlatine était beaucoup plus fréquente dans l'armée française que dans les armées allemande et autrichienne.

La classe 17, incorporée en janvier 1916, a eu (3), pendant les sept premiers mois de service, 2.925 cas de scarlatine (avec 59 décès); la classe 18, 746 cas (avec 12 décès). Les XIVe, XVIIe et XIIe régions sont celles qui ont été les plus atteintes. Si la scarlatine est une maladie assez fréquente dans les casernes, elle ne sévit pas sur les armées en campagne; comme le remarque Colin (4), les rassemblements exceptionnels de troupes sont ici indifférents. Pendant la guerre de 1914-1918, la scarlatine n'a donné, aux armées, qu'une morbidité faible et cependant les angines y étaient très fréquentes; nous retrouverons ce fait qui nous fournira un argument contre la théorie qui considère la scarlatine comme une angine à streptocoques avec érythème toxi-infectieux.

Les jeunes femmes étaient autrefois très exposées à la scarlatine, de par la maternité. La scarlatine puerpérale a fait jadis des ravages, surtout dans les hôpitaux; elle a sévi parfois avec intensité dans certaines contrées. Vers le milieu du XVIIIe siècle, en

(1) LEMOINE, *Arch. de Méd. et Pharm. militaires*, 1902.
(2) ALVERNHE, *Arch de Méd. et de Pharm. militaires*, 1902. p. 252.
(3) *Revue d'Hygiène*, 1918, page 212.
(4) Traité des Maladies épidémiques. Paris, 1879.

Auvergne, dans le vallon de la Jordane, l'épidémie était telle « que les jeunes filles fuyaient le mariage et renonçaient aux douceurs de la maternité ».

Les adultes, qui n'ont pas été atteints dans leur enfance ou leur jeunesse, peuvent avoir la scarlatine au cours d'épidémies et l'on cite des épidémies frappant surtout les adultes. Il en fut ainsi à Genève en 1921 (1), où beaucoup de personnes ayant dépassé la quarantaine, quelques-unes même la soixantaine, contractèrent la scarlatine.

Etat de santé antérieur. — D'après Stoll, la scarlatine serait plus commune chez les sujets lymphatiques, chez les enfants blonds et pâles, doués d'une intelligence précoce (?). En réalité, il y a très certainement des sujets qui ne contractent pas la scarlatine, mais on ne peut dire, dans l'état actuel de nos connaissances sur l'infection microbienne, à quel tempérament correspond cette immunité.

Deux questions plus intéressantes se posent à propos de l'état de santé antérieur : celle des scarlatines chirurgicales et l'étude de la scarlatine puerpérale. La scarlatine chirurgicale est assez fréquente dans les hôpitaux d'enfants ; sur 535 cas de scarlatine observés à l'hôpital des enfants, Mlle Gérin (2) a vu 37 fois la maladie évoluer chez les enfants porteurs de plaies opératoires ou de fistules. Hutinel (3) a pu recueillir 139 cas de scarlatine chirurgicale ; il ne s'agissait pas d'érythèmes scarlatiniformes, mais bien de la véritable scarlatine. Ces faits nous paraissent s'expliquer par la contagion hospitalière ; la scarlatine chirurgicale n'est qu'une scarlatine survenant chez des sujets antérieurement atteints d'une affection chirurgicale ou récemment opérés et plus

(1) Saloz et Schiff, A propos d'une épidémie de scarlatine chez l'adulte. *Académie de Médecine*, 4 avril 1922.

(2) *Thèse de Paris*, 1916.

(3) Les scarlatines chirurgicales. *Bulletin médical*, 3 avril 1920.

particulièrement chez ceux qui sont soignés dans un hôpital d'enfants. Le germe de la scarlatine pénètre-t-il par les plaies? Quelques-uns l'admettent. Cette pathogénie ne doit être invoquée que pour les cas où la scarlatine ne ressortit pas à son étiologie habituelle. Un très bel exemple de scarlatine chirurgicale, n'étant en réalité qu'une scarlatine d'étiologie banale, a été observé par Hallé (1). La veille d'une opération de hernie, un jeune homme passe la journée avec son frère atteint de scarlatine; la cure radicale de hernie se fait sans incident; le lendemain, scarlatine chez l'opéré.

La scarlatine puerpérale a fourni le sujet de nombreux travaux depuis qu'Hamilton l'a décrite, en 1710, sous le nom de fièvre miliaire. La question est complexe, car l'infection puerpérale peut s'accompagner d'érythèmes scarlatiniformes, qui parfois se distinguent difficilement de la scarlatine; mais quand, chez une femme récemment accouchée, on peut établir un diagnostic ferme de scarlatine, cette scarlatine, dite puerpérale, devient, comme la scarlatine chirurgicale, une scarlatine survenant chez une femme en couches; il serait préférable de l'appeler scarlatine des accouchées, ou, comme Weill et Péhu, scarlatine obstétricale, la dénomination scarlatine puerpérale laissant supposer que la fièvre éruptive est conditionnée par l'infection puerpérale, ce qui est inexact, puisque la scarlatine survient souvent chez une accouchée indemne d'infection puerpérale. Le germe de la scarlatine peut-il envahir l'organisme par la voie génitale? Cette opinion a été soutenue; elle n'est pas invraisemblable, mais aucune preuve n'en a été donnée et il en sera ainsi jusqu'au jour où nous connaîtrons bien et, par conséquent, pourrons rechercher le germe de la scarlatine.

(1) Article SCARLATINE, *Traité de pathologie médicale et de thérapeutique appliquée*. Tome XVI, 1921.

Si la scarlatine est fréquente après l'accouchement, elle est, au contraire, très rare pendant la grossesse. En 1825, une épidémie sévissait dans les Maternités de Paris et les femmes enceintes ne contractaient pas la maladie.

Races et climats. — Colin a fait des recherches intéressantes sur la géographie médicale de la scarlatine. Cette fièvre éruptive devient, d'après lui, de plus en plus rare à mesure qu'on se rapproche des tropiques; dans l'Ancien Monde elle disparaîtrait, à ce niveau, du cadre pathologique. Dans l'Amérique intertropicale, on en a signalé des épidémies, mais il s'agit peut-être de la dengue. Les renseignements géographiques recueillis par Sanné ne concordent pas avec les précédents; d'après Sanné, on rencontre la scarlatine dans les zones chaudes, notamment au Pérou, au Brésil, en Arabie; on l'a observée aux Antilles, à la Réunion, à l'Ile de France. Pruner déclarait que les races colorées sont tout à fait exemptes de cette maladie, mais Brunel et Sigaud ont constaté que, sur la côte occidentale de l'Amérique du Sud, les individus de toutes les races et de toutes les nationalités furent atteints avec la même fréquence. Thomson a fait la même remarque dans la Nouvelle-Zélande. Sanné conclut que la scarlatine est apte à se développer sous toutes les latitudes. Telle n'est pas l'opinion de Le Groignec (1) : il rappelle que Manson a signalé l'absence, sous les tropiques, d'une classe de maladies directement transmissibles dont le type est la fièvre scarlatine; lui-même, pendant seize ans de séjour aux colonies, aux Antilles, en Indo-Chine, en Afrique, en Océanie, n'a jamais observé un seul cas de scarlatine et il ajoute qu'on en chercherait vainement dans les statistiques sanitaires de nos colonies. Pour Le Groignec, la question d'immunité de certaines races est

(1) *La Presse Médicale*, 14 février 1923, p. 238.

surtout une question de latitude; c'est une erreur de croire que les climats sont sans influence sur l'épidémiologie de cette fièvre éruptive.

En Angleterre, la scarlatine est fréquente, très grave au cours de certaines épidémies. Colin écrivait, en 1879, qu'à Londres, depuis 1837, la mortalité annuelle par scarlatine était, en moyenne, de 2.260 décès; en 1869, il y eut 5.841 décès. En Suède, en Finlande, au Danemark, la scarlatine est fréquente, avec beaucoup de cas graves. Les Japonais, par contre, sont assez peu atteints. La population syrienne jouit d'une immunité dont la cause est inconnue, mais elle est très touchée par la rougeole (1).

En France, la scarlatine est, dans l'ensemble, relativement peu fréquente et assez bénigne. Les statistiques de la ville de Paris nous apprennent en effet que cette maladie cause à Paris beaucoup moins de décès que la rougeole et même que la coqueluche. Voici, d'après la statistique officielle, les chiffres des décès causés par ces trois maladies pendant une période de quatre ans :

	1915	1916	1917	1918
Rougeole	1.020 —	783 —	679 —	283
Coqueluche	253 —	498 —	145 —	330
Scarlatine	199 —	124 —	98 —	41

En quatre ans, la rougeole a donc causé, à Paris, 2.765 décès; la coqueluche, 1.226 ; et la scarlatine, 462.

Saisons. — On peut supposer qu'à certaines saisons le virus scarlatin est plus particulièrement virulent, que des conditions de température, d'humidité augmentent ou diminuent son énergie vitale ; on peut supposer aussi que des influences météorologiques modifient, en plus ou en moins, la résistance des organismes à l'infection par ce virus. Mais nous ne

(1) CAZANOVE, *La presse médicale*, 24 janvier 1923.

connaissons encore presque rien de ces variations saisonnières de virulence microbienne et de résistance organique.

La scarlatine existe, dans les grandes villes, en toutes saisons; des recrudescences surviennent souvent aux mois de mars, avril et mai (Besnier), de mai, juin et juillet (Teissier et Duvoir). Des influences, autres que celle des saisons, expliquent peut-être cette particularité. En étudiant les statistiques de Lyon (1901 à 1905), on remarque une grande diminution des cas de scarlatine en août, septembre et octobre.

Janvier	91
Février	119
Mars	148
Avril	149
Mai	207
Juin	153
Juillet	135
Août	52
Septembre	27
Octobre	69
Novembre	135
Décembre	137

Mlle Trufinet estime que cette diminution en août et septembre tient aux vacances et cette opinion paraît très vraisemblable.

Pour ce qui est des épidémies dans les petites villes, dans les campagnes, on a vu des épidémies survenir en plein hiver, d'autres au printemps et en été, quelques-unes en automne. Dans telle contrée, l'épidémie règne en même que le vent du sud-ouest; dans telle autre, pendant que le vent souffle à l'est. Humidité, sécheresse n'ont aucune influence. La scarlatine sévit aussi bien dans les localités situées le long des cours d'eau que dans les bourgs perchés sur les plateaux.

Conditions sociales. D'après Sanné, la scarlatine est plus répandue dans la classe pauvre, en raison de l'encombrement qui facilite la contagion et crée des foyers plus actifs.

Les enfants de la classe pauvre ont été, pendant longtemps, plus exposés à la scarlatine du fait de leur entrée, pour une maladie quelconque, dans un hôpital d'enfants. Archambault disait en 1880, à la Société Médicale des Hôpitaux : « A l'hôpital des Enfants-Malades, on ne meurt pas de la maladie qui vous y amène, mais de celle qu'on y contracte. » On lit, dans la thèse de Brissot (1), des observations d'enfants entrés à l'hôpital Sainte-Eugénie pour coqueluche, rougeole, entérite, pneumonie, etc., et contractant la scarlatine, Aujourd'hui, ces faits sont devenus beaucoup plus rares ; les hôpitaux d'enfants ont été transformés ; on isole les contagieux dans des pavillons séparés ; on tend, de plus en plus, à réaliser l'isolement individuel ; et peu à peu, on supprimera l'influence souvent néfaste du milieu hospitalier sur l'évolution des maladies infantiles (2).

Endémie et épidémies. — La scarlatine existe, à l'état endémique, dans les grandes villes. Nous avons déjà cité quelques chiffres pour Paris, Lyon. A Nantes on a déclaré :

en 1911.	72 cas
1912.	71 —
1913.	68 —
1914.	202 — (3)

(1) Brissot. Relation d'une épidémie de scarlatine observée à l'hôpital Sainte-Eugénie. *Thèse de Paris*, 1875.

(2) Barthélemy. De l'influence du milieu hospitalier sur l'évolution des maladies infantiles. *Thèse de Paris*, 1903.

(3) La mobilisation d'août 1914, l'encombrement des casernes, l'arrivée à Nantes de réfugiés de Belgique et du Nord de la France, ne sont pour rien dans cette augmentation du nombre

1915.	205 cas
1916.	163 —
1917.	69 —
1918.	86 —
1919.	170 —

Des villes, la scarlatine se répand parfois dans les bourgs et les villages où surviennent alors des épidémies plus ou moins graves. Ce n'est pas par l'air que se propage le virus scarlatin ; il est apporté par des scarlatineux encore contagieux ou par des objets contaminés. On retrouve presque toujours, dans les études faites sur ces épidémies, le point de départ dans une ville. En 1855, par exemple, Angers avait de nombreux cas de scarlatine, puisqu'il y eut 60 décès ; d'Angers la maladie gagna un assez grand nombre de communes du département, en particulier les Ponts-de-Cé où l'on compta 190 malades dont 34 succombèrent. Cette même année, dans le Loir-et-Cher, une épidémie se propagea aux environs de Vendôme ; dans une famille habitant la commune d'Huisseau, six personnes sur sept furent atteintes et trois d'entre elles moururent. Dans le Puy-de-Dôme, la scarlatine sévit dans la ville d'Issoire et ses environs (1).

Nous avons déjà dit que la scarlatine n'était pas une maladie des armées en campagne. En lisant les études épidémiologiques sur les guerres d'Italie et de Crimée, sur la guerre de 1870, on ne trouve pas de documents concernant cette fièvre éruptive ; il y en eut sans doute quelques cas, mais ils n'ont pas été spécialement mentionnés. Pendant la guerre de 1914-1918, la scarlatine a été assez fréquente dans

des scarlatines déclarées à Nantes en 1914. Dès janvier 1914, il y avait eu 33 déclarations de scarlatine, chiffre très supérieur à la moyenne.

(1) Barth. Rapport sur les maladies qui ont régné en France pendant l'année 1855. *Académie de Médecine*, tome XXI, p. CIII.

les dépôts de l'intérieur ; plusieurs travaux que nous signalerons ont été faits sur les complications et le traitement de ces scarlatines des soldats. Mais, au front, les cas en furent assez rares, malgré le va-et-vient continuel des permissionnaires. Bardou (1) a observé, en 1914-1915, dans un bataillon, dix rougeoles, plus de cent oreillons, de très nombreuses angines et un cas seulement de scarlatine. En 1916 et 1917, dans un bataillon d'infanterie, j'ai vu quelques cas, très rares, de diphtérie, d'oreillons et de méningite cérébro-spinale, pas une seule scarlatine, mais beaucoup d'angines, ce qui confirme l'opinion que la scarlatine n'est pas une angine avec érythème. Actuellement, au centre spécial de réforme de Nantes, je n'ai presque jamais à examiner d'anciens combattants présentant des séquelles de scarlatine; je n'en ai vu que deux en seize mois.

Immunité. — Il faut insister sur l'*immunité naturelle*. Beaucoup de personnes offrent certainement au virus scarlatin un terrain dans lequel il ne peut se développer. On ne peut expliquer autrement, en dehors des cas d'immunité acquise, que des mères de famille, des médecins, des infirmiers ou infirmières puissent vivre pendant plusieurs semaines en contact avec des scarlatineux sans être atteints eux-mêmes. A l'hôpital de l'Institut Pasteur, en 1906 et 1907, nous étions nombreux, médecins, religieuses, infirmières, garçons de salle, exposés chaque jour à la contagion ; un seul d'entre nous contracta la scarlatine, plusieurs mois d'ailleurs après son entrée en fonctions à l'hôpital, ce qui montre que l'immunité naturelle peut disparaître sous des influences que nous ne connaissons pas.

(1) Bardou. Contribution à l'étude de l'état sanitaire des troupes dans la guerre de tranchées. *Thèse de Montpellier.* Novembre 1915.

Au mois d'août 1921, une famille de neuf personnes, le père, la mère et sept enfants, n'ayant jamais eu la scarlatine, se trouvait en Vendée au bord de la mer et partait pour se rendre dans une maison de campagne aux environs de Nantes. Quelques heures avant le départ, un des enfants paraît fatigué, se plaint de la gorge ; on décide cependant de monter en auto et de se mettre en route. Pendant toute la durée du trajet, l'enfant est abattu ; dès son arrivée à la campagne, il est examiné par un médecin qui constate un exanthème scarlatineux. Quatre jours plus tard, la mère avait la scarlatine; le père, les frères et sœurs restèrent indemnes.

Il serait intéressant de pouvoir reconnaître quels sujets peuvent ainsi vivre sans danger à côté de malades atteints de scarlatine. Nous ne possédons actuellement aucune réaction biologique pour distinguer ceux qui sont aptes et ceux qui sont inaptes à contracter la scarlatine. Mais il est permis d'espérer que, dans l'avenir, on pourra faire cette distinction; on reconnaît aujourd'hui, par la réaction de Schick, les organismes réceptifs à la diphtérie. Quand on aura identifié le germe de la scarlatine, quand on maniera ce germe et ses toxines, comme on manipule le bacille et les toxines diphtériques, une réaction analogue à celle de Schick pourra peut-être donner les mêmes renseignements.

Une première atteinte de scarlatine confère presque toujours une immunité durable. On sait depuis longtemps que les *récidives* de la scarlatine sont exceptionnelles ; c'est encore un argument contre la théorie faisant de la scarlatine une streptococcie à point de départ amygdalo-pharyngé, puisque les infections streptococciques connues, l'érysipèle par exemple, ne confèrent pas l'immunité. Cependant, si les récidives sont exceptionnelles, il ne faut pas méconnaître leur possibilité et ce serait une erreur d'écarter, auprès d'un malade, le diagnostic de scarlatine, parce que ce malade aurait été antérieurement atteint de cette maladie. Sanné signale des cas bien authentiques de récidive, le diagnostic ayant été fait rigoureusement dans les deux attaques et, plus récemment, on en a encore publié des observations très démonstratives.

Baur (1) cite son cas personnel : ayant été atteint de la scarlatine à l'âge de 12 ans, il contracta une seconde fois cette maladie, au cours de ses études médicales, dans le service des contagieux à l'hôpital Desgenettes. En 1911, Guillou (2) a publié une belle observation de récidive : un jeune homme avait eu, à 13 ans, la scarlatine au cours d'une épidémie de famille, scarlatine encore authentifiée par une desquamation franche et prolongée ; sept ans plus tard, il a une scarlatine très nette, avec éruption, signes amygdalo-pharyngés, langue framboisée et desquamation. Mais ce qui est plus curieux, c'est qu'un frère de ce malade a eu la scarlatine une première fois à quinze mois, une seconde fois à onze ans ; un autre frère a eu, lui aussi, deux fois la scarlatine, à un an d'intervalle.

Un travail important sur les récidives a été publié par Jacobson en 1914 (3). Cet auteur relate les faits observés par Rilliet et Barthez, Blache et Guersant, Descroizilles ; il signale les mémoires de Kœrner, de Trojanowsky qui compte 18 récidives sur 300 cas de scarlatine ; il rappelle que Jeanselme avait trouvé, en 1892, dans la littérature médicale, 41 cas de récidive, que, plus récemment, Weissenberg en rapportait sept nouveaux. Jacobson a vu lui-même quatre cas de récidive chez des enfants d'une même famille ;

(1) *Thèse de Lyon*, novembre 1908.

(2) Récidive familiale de la scarlatine, *Gaz. méd. de Nantes*, 23 septembre 1911.

(3) *Arch. de Méd. des Enfants*, 1914, p. 267.

ces enfants avaient eu la scarlatine les uns en 1908, les autres en 1911; en 1912, tous les quatre l'eurent une deuxième fois. A propos de ces quatre récidives, Jacobson se demande s'il n'y a pas une scarlatine et une para-scarlatine, de même qu'il y a la fièvre typhoïde et les paratyphoïdes.

Les récidives de la scarlatine tiennent à ce que la première atteinte de la maladie n'a pas bien immunisé l'organisme. Mais pourquoi, dans certains cas, en est-il ainsi? Hutinel et Nadal (1) ont noté que les récidives survenaient de préférence chez les sujets dont la première scarlatine avait été associée à une autre infection, particulièrement à une suppuration ; quand la scarlatine survient ainsi chez un sujet déjà atteint d'une autre infection, les réactions de l'organisme sont troublées et n'aboutissent qu'à une immunisation imparfaite, ne mettant pas à l'abri d'une récidive.

(1) *Arch. de Méd. des enfants*, août 1921.

CHAPITRE IV

SYMPTOMES

Nous prendrons comme type de description clinique une scarlatine d'intensité moyenne, évoluant régulièrement et sans incidents vers la guérison, après avoir parcouru le cycle habituel des fièvres éruptives. Nous décrirons ensuite des formes cliniques, caractérisées, les unes par une atténuation des symptômes et une très grande bénignité, les autres, au contraire, par une malignité particulière qui leur donne un pronostic extrêmement grave. Il faudra faire ensuite une longue étude des complications nombreuses qui peuvent modifier la marche de la maladie.

Scarlatine normale.

Incubation. — Il est souvent impossible de savoir combien de jours se sont écoulés entre la date de la contagion et la date à laquelle apparaissent les premiers symptômes ; c'est ainsi que, pour tous les cas d'origine inconnue, la durée de l'incubation échappe complètement. Pour ceux où l'on a pu remonter à la source de la maladie, on ne sait souvent pas exactement quel jour la contagion s'est produite, par exemple dans le cas d'une personne contractant la scarlatine en soignant un malade.

Pour étudier la durée de l'incubation, on ne peut donc retenir qu'un nombre restreint de faits et ils nous apprennent que cette durée varie de quelques heures à deux semaines, avec une grande prédominance pour les incubations de 4 à 5 jours (Teissier et Duvoir), de 4 à 7 jours (Hutinel et Martin). On a signalé des incubations très longues, de 20, 30 et 40 jours ; nous verrons comment les expliquer.

La virulence plus ou moins grande du germe scarlatin, la réceptivité plus ou moins marquée du sujet contaminé sont sans doute la cause de ces différences de durée. Trousseau fait remarquer que contact et inoculation sont deux faits essentiellement différents ; par l'inoculation, le virus est introduit presque nécessairement dans l'économie ; par le contact, l'absorption du virus ne se fait pas toujours fatalement ; elle n'a lieu que quand l'organisme se trouve dans des conditions particulières. « Il faut, pour ainsi parler, que la voie soit ouverte. » Des sujets exposés à une même contagion se sont trouvés dans des conditions différentes pour subir l'influence et les effets du contagium (1).

L'incubation de la scarlatine peut certainement être parfois très courte. Un cas de Trousseau est classique : Un négociant de Londres avait passé l'hiver à Pau avec une de ses filles ; rentrant en Angleterre, il s'arrête à Paris où une autre de ses enfants vient le rejoindre ; celle-ci arrive à Paris avec de la fièvre, un violent mal de gorge ; c'est la scarlatine. Vingt-quatre heures après la réunion des deux sœurs à Paris, la jeune fille qui arrivait de Pau présente les premiers symptômes de la scarlatine. Roger a rapporté les

(1) Trousseau. *Clinique médicale de l'Hôtel-Dieu de Paris*, tome I.

observations de trois infirmières nouvellement entrées en fonctions dans une salle de scarlatineux ; 68, 70 et 72 heures après leur arrivée, elles avaient la scarlatine. L'incubation est souvent très courte dans les scarlatines chirurgicales et puerpérales ; Enriquez (1) suppose que l'introduction du germe dans l'organisme était facilitée par la solution de continuité de la peau ou de la muqueuse.

Les incubations de longue durée, dépassant de beaucoup la moyenne, s'expliquent peut-être par un séjour du virus scarlatin à l'état latent au niveau des premières voies respiratoires ou digestives pendant un temps variable. Ne pourrait-on pas admettre aussi, comme dans l'observation déjà citée de Léquyer, que le virus scarlatin s'est arrêté quelques jours dans un objet, dans un vêtement et n'a pas pénétré dans l'organisme du sujet sain au moment même du contact source de la contagion ?

En pratique, un sujet sain, ayant approché un malade, et ne présentant, au bout de huit jours, aucun symptôme, a bien des chances de ne pas être atteint. C'est pourquoi les frères et sœurs d'un scarlatineux sont admis à rentrer dans les écoles huit jours après le moment où ils ont été séparés du malade et soustraits à la contagion.

L'incubation de la scarlatine est absolument silencieuse ; rien ne peut faire prévoir l'éclosion prochaine de la maladie.

Période d'invasion. — L'invasion, presque toujours brusque, brutale, est marquée par trois symptômes : la fièvre, les troubles gastro-intestinaux, l'angine ou plutôt les symptômes amygdalo-pharyngés. La période d'invasion est courte, ne durant que douze à vingt-quatre heures, exceptionnellement deux jours.

La *fièvre* débute brusquement, quelquefois après

(1) Article Scarlatine. *Traité de Médecine*, tome I, 1909.

une sensation de froid, de frissonnement, après des alternances de froid et de chaleur ; le véritable frisson est rare. Très rapidement, la température s'élève à 39°5, 40° et même au delà ; la peau est brûlante, sèche. Le malade est abattu, ou agité, il peut avoir du délire dès les premières heures. Dans quelques cas, surtout chez l'enfant, surviennent des convulsions, qui n'ont rien de particulier à la scarlatine, puisque ce trouble nerveux s'observe assez fréquemment dans l'enfance au début des maladies aiguës. Avec la fièvre, le pouls devient très rapide ; il bat à 120, 130 (140 et 160 chez les jeunes enfants). Trousseau a beaucoup insisté sur cette fréquence du pouls, lui attribuant une grande importance pour le diagnostic. « La fréquence du pouls est considérable, plus considérable qu'elle ne l'est dans les autres pyrexies exanthémateuses. » Fiessinger a signalé des cas de scarlatine peu fébrile dans lesquels on pouvait noter la tachycardie. Weill et Péhu considèrent aussi la scarlatine comme une maladie cardio-accélératrice, en admettant toutefois que la tachycardie n'est pas absolument constante. En effet, à l'hôpital Claude-Bernard, Monier-Vinard et Meaux-saint-Marc (1) ont vu que la tachycardie pouvait faire défaut et même être remplacée, au moins dans les cas bénins, par un léger ralentissement du pouls.

Les phénomènes gastro-intestinaux ne manquent presque jamais ; ce sont des nausées et des vomissements, alimentaires d'abord, puis bilieux : la diarrhée est parfois abondante, accompagnée d'un peu de ballonnement du ventre, quelquefois de douleur dans la région appendiculaire. Raoul (2), Tissier (3), accordent une grande valeur diagnostique à ces symptômes gastro-intestinaux ; d'après Raoul, ils existent dans

(1) *Soc. méd. des Hôp. de Paris*, 3 avril 1914.

(2) Le diagnostic précoce de la scarlatine. *Arch. de Méd. et de Pharm. militaires*, 1908, p. 401.

(3) L'appareil digestif dans la scarlatine. *Thèse de Paris, 1911.*

les quatre cinquièmes des cas et beaucoup plus souvent que dans les angines où, au contraire, les troubles digestifs sont rares : cette assertion n'est pas, et Raoul le reconnaît, absolument exacte en pathologie infantile, toute maladie à début brusque et très fébrile pouvant s'accompagner, chez l'enfant, de vomissements pendant les premières heures. Quant à la diarrhée, elle n'existe pas toujours ; pour Sanné, elle est même exceptionnelle et il y a au contraire tendance à la constipation.

Si les troubles digestifs sont assez fréquents au début de la scarlatine, il ne faut pas cependant leur donner une trop grande importance. Tissier, dont la thèse renferme d'excellentes choses, émet une opinion qu'on ne saurait admettre quand il indique « la déviation de l'intérêt de l'éruption vers les troubles digestifs », quand il écrit que ces troubles « intéressent beaucoup plus les cliniciens qui tendent à mettre l'éruption tout à fait au second plan dans la description de la scarlatine. » Pour Tissier, la scarlatine est une infection générale dont la localisation essentielle et caractéristique siège au maximum sur la langue et le pharynx, puis s'éteint en descendant sur les voies digestives ; elle est suivie ou non de phénomènes cutanés toxiques (démangeaisons, éruptions) d'intensité variable. La thèse de Tissier a été faite dans le service et sous l'inspiration de Lesage qui avait antérieurement développé ces idées sur la pathogénie de la scarlatine. Lesage a fort bien observé les transformations dans l'aspect de la langue ; il a parfaitement montré toute la valeur de l'examen de la langue pour le diagnostic (1), mais sa conception pathogénique de la scarlatine n'a pas été adoptée ; elle est en effet passible de plusieurs objections.

Les symptômes et signes amygdalo-pharyngés ne

(1) *Gazette des hôpitaux*, 1909. N° 118.

manquent jamais ; ils sont plus ou moins prononcés, se présentent avec un aspect assez variable et leur interprétation a un certain intérêt, en ce qui concerne la pathogénie de la scarlatine. Dans un certain nombre de cas, le malade se plaint seulement de sécheresse dans la gorge ; à l'examen, on constate une rougeur diffuse, foncée des amygdales, des piliers et du voile du palais. Dans d'autres cas, surtout chez l'adulte, le malade souffre d'un violent mal de gorge, de douleurs qui s'exagèrent pendant la déglutition ; l'examen montre non seulement de la rougeur, mais aussi une tuméfaction des amygdales, quelquefois même des enduits pultacés. Cette variabilité dans le début de la scarlatine caractérisé tantôt par un simple érythème pharyngé, tantôt par des phénomènes franchement angineux, explique pourquoi l'angine est considérée par les uns comme un symptôme, par les autres comme une complication de la scarlatine. Lasègue, Cadet de Gassicourt ont bien distingué l'énanthème de l'isthme pharyngé et les angines ; d'après leurs observations, l'énanthème est le symptôme de la scarlatine, il existe dans tous les cas, plus ou moins prononcé, plus ou moins fugace ; l'angine vient se greffer sur l'énanthème et n'est pas constante. Moizard insiste également sur l'énanthème, devant être distingué de l'angine. Avec Babonneix (1) nous avons soutenu la même opinion. Gouget (2) ne l'admet pas et, pour lui, l'angine n'est pas une complication ; c'est un symptôme essentiel, et probablement même la porte d'entrée habituelle de l'infection.

Preisich (3) distingue la scarlatine pure et la scar-

(1) Babonneix et Brelet. Les angines de la scarlatine. *Gazette des Hôpitaux*, 1909. N°ˢ 18 et 21.

(2) Gouget. La scarlatine à l'hôpital Claude-Bernard en 1908. *Revue de Médecine*, 1910, pages 1, 87 et 310.

(3) *Wiener Klin. Woch.* 1909. Travail analysé dans les *Arch. de Méd. des Enfants*, 1910, p. 59.

latine avec angine; des recherches bactériologiques lui ont montré que, dans la scarlatine pure, le sang ne renfermait pas de streptocoques, tandis que, pour les cas de scarlatine avec infection angineuse, on trouvait des streptocoques dans le sang.

D'après Teissier et Duvoir, ces discussions sur l'enanthème et l'angine ont surtout un intérêt nosographique; cliniquement, il faut surtout retenir l'extrême variabilité dans l'aspect de la gorge des scarlatineux au début. L'énanthème peut, dans le carrefour bucco-pharyngien, affecter des localisations prédominantes, par suite de causes multiples : inégalités de développement du tissu adénoïdien, prédisposition aux amygdalites, modalités même de la contagion selon que la scarlatine aura été contractée auprès d'une scarlatine à angine simple, à angine streptococcique et même à angine diphtérique. Teissier et Duvoir signalent aussi qu'une angine banale prépare, dans certains cas, l'invasion de la scarlatine. On peut encore ajouter que la chronologie de l'énanthème, de l'angine et de l'exanthème sera souvent difficile à établir, le médecin n'étant pas toujours appelé auprès du malade dès les premières heures; qu'il est bien difficile de différencier un énanthème intense d'une angine légère, surtout lorsque l'angine se développe sur un énanthème ou lorsque l'énanthème apparaît sur une angine (Babonneix et Brelet).

Quoiqu'il en soit, dès le début de la scarlatine, la gorge et la bouche du malade ont un aspect particulier qui frappe immédiatement l'observateur ayant quelque expérience des fièvres éruptives. L'énanthème est une rougeur plus ou moins vive, répandue non seulement sur les amygdales, la luette et le voile du palais, mais encore sur la face interne des joues et sur les gencives ; la coloration varie du rose tendre à la rougeur framboisée, écarlate, vineuse ; l'énanthème est en nappe ou en pointillé. Très souvent, on constate, dès ce moment, les signes d'une angine érythémato-pultacée : douleur à la déglutition, voix nasillarde, tuméfaction rouge avec aspect vernissé des amygdales. Une adénopathie sous-maxillaire accompagne l'angine, mais reste habituellement peu développée. Quelques cas ont été signalés d'angine à fausses membranes précédant l'éruption (Millard); ils sont très exceptionnels.

A cette période, l'examen de *la langue* est aussi très important; la langue est allongée, rouge vif sur les bords et à la pointe, alors que le dos est recouvert d'un enduit pultacé, blanc, épais; ce contraste entre les deux teintes est caractéristique. Blanc sur rouge vif, telle est la devise de la langue au premier jour (Lesage).

On n'observe presque jamais, pendant cette période, d'érythèmes prééruptifs. Ces érythèmes, décrits en Angleterre sous le nom de *rash*, très fréquents dans la variole, sont, dans la scarlatine, absolument exceptionnels. Roger (1) n'en a vu que deux, tous deux du type scarlatiniforme; Monnier (2) a publié l'observation d'une femme qui présenta une éruption purpurique à la face interne des cuisses, autour de la ceinture et aux aines, vingt-quatre heures avant l'apparition de l'exanthème scarlatineux.

Tels sont les principaux symptômes de la période d'invasion ou d'énanthème. En examinant très complètement le malade, on pourra noter encore une légère augmentation de volume du *foie*, avec, parfois, du subictère des conjonctives; la *rate* est un peu hypertrophiée, signe important d'après quelques auteurs. Les *urines* sont diminuées de quantité, de teinte foncée, chargées en urates et contiennent souvant un peu d'albumine. L'état de *la pression arté-*

(1) Les maladies infectieuses, p. 875.
(2) *Gaz. Méd. de Nantes*, 1904, p. 696.

rielle est discuté; Teissier et Tanon ont trouvé la pression abaissée de 2 à 4 centimètres, aussi bien pour la tension sytolique que pour la tension diastolique; d'après Doria (1), l'hypotension est constante pendant les premiers jours, très accentuée dans les cas graves, à peine perceptible dans les formes frustes; de Massary a constaté plutôt de l'hypertension chez les soldats atteints de scarlatine.

En pratiquant des examens de *sang*, on a trouvé (2) une diminution du nombre et de la valeur des globules rouges, une hyperleucocytose (20 à 30.000 globules blancs) avec prédominance de polynucléaires, la proportion de ceux-ci pouvant s'élever à 85, 90 p. 100; le chiffre des éosinophiles serait quelquefois augmenté.

L'invasion de la scarlatine est de courte durée, 24 à 36 heures en moyenne, rarement deux jours, parfois douze heures seulement. On a cité des cas d'invasion longue, plusieurs jours s'écoulant avant l'apparition de l'exanthème. D'après Trousseau, ces faits ont peut-être été mal observés, l'éruption n'ayant pas été recherchée là où elle existait au début. Cependant Trousseau relate un cas de scarlatine dans lequel l'exanthème ne survint que le huitième jour; pendant toute la première semaine, le malade, un enfant de six ans, avait présenté des symptômes qui faisaient redouter une méningo-encéphalite; le huitième jour, apparut une éruption scarlatineuse franchement caractérisée et, à partir de ce moment, les accidents nerveux cessèrent complètement. Ce cas est absolument exceptionnel; ce que l'on observe plutôt, comme anomalie de cette période, c'est une invasion extrêmement courte, l'éruption apparaissant dans les

(1) *Policlinico*, juillet 1923. Analyse par de Gennes. *Presse méd.*, 5 janv. 1924.

(2) Mathilde et Waclaw de Bieuler. *Arch. de Méd. des Enfants*, 1909. Pater, *Arch. de Méd. des Enfants*, 1909.

quatre ou cinq premières heures de la fièvre, ou mieux encore en même temps que la fièvre (Rilliet et Barthez).

Période d'éruption. — L'éruption débute sur la poitrine, sur le ventre et les aines, puis gagne les membres où elle est surtout nette aux jarrets, aux plis des coudes. C'est donc sur la poitrine, à la racine des cuisses qu'il faudra d'abord la rechercher. Les meilleures descriptions ne peuvent donner une idée très précise de ce qu'est l'exanthème; elles sont loin, comme l'a écrit Trousseau, de rendre exactement ce qui existe en réalité pour tous les cas.

Au début, l'éruption est un pointillé rouge formé de très petites papules, grosses au plus comme une tête d'épingle et faisant à la surface de la peau une saillie appréciable au toucher; ce pointillé est entouré d'une zone de congestion rosée et la peau a ainsi un aspect granité. Selon le nombre et la confluence des papules, l'éruption présente un aspect variable : souvent elle reste très discrète, réduite à un pointillé sur la région antérieure du thorax, sur le bas-ventre et aux aines. Dans d'autres cas, les éléments sont beaucoup plus nombreux, occupant une plus grande étendue de la surface cutanée. Si l'éruption est intense, les papules sont tellement confluentes qu'elles se confondent avec la zone congestive, et l'on voit alors de grandes nappes éruptives, d'une coloration rouge écarlate (1) qui rappelle la couleur de l'écrevisse cuite (rouge astacoïde), du jus de framboise ou de la lie de vin; à la périphérie de ces grandes nappes éruptives, on retrouve le pointillé caractéristique. Chez les nègres, la peau, au lieu de rougir, prendrait une teinte noire plus accentuée encore (Dubois, cité par Sanné).

L'éruption scarlatineuse n'est donc pas constituée par une teinte uniforme, mais par une série infinie de

(1) Fièvre écarlatine (qui a la couleur de l'écarlate).

petites élevures rouges de la peau qui se reconnaissent au toucher et s'aperçoivent très bien à la loupe (Trousseau). Très souvent aussi, une éruption un peu confluente est accompagnée de miliaire, en particulier sur les parties latérales du cou, de la poitrine, sur le bas-ventre ; on la voit et on la reconnaît, même sans la voir, en passant la main sur ces régions ; on sent ainsi « de petites saillies qui donnent l'idée de ce que l'on appelle la chair de poule ou de la peau de chagrin. En regardant alors, on distingue une multitude de petits vésicules qui, après trente-six ou quarante-huit heures, sont remplies d'un liquide lactescent » (Trousseau). D'après Teissier et Duvoir, ces vésicules miliaires ne sont que des sudamina ; l'aspect blanchâtre, donnant l'apparence de liquide lactescent, correspond à la pellicule épidermique que la goutte de sueur a soulevée et qui persiste alors que la goutte s'est desséchée. Sanné a remarqué que la miliaire est assez rare chez les jeunes enfants, qu'on la voit plutôt chez les malades qui approchent de l'adolescence et chez les adultes ; la miliaire, dit-il, caractérise la scarlatine de l'adulte, autant que son absence marque la scarlatine du jeune enfant avant cinq ou six ans.

Au début, la rougeur de la scarlatine s'efface à la pression ; en appliquant la main, les doigts ouverts, au niveau d'une plaque scarlatineuse, on voit l'empreinte des doigts se dessiner en blanc pendant quelques instants ; en faisant des stries avec l'ongle sur une partie rouge de la peau, on voit apparaître des raies blanches ; c'est la raie scarlatineuse de Borsieri.

Pour beaucoup d'auteurs, l'éruption de la scarlatine ne s'accompagne pas habituellement de démangeaisons. Telle n'est pas l'opinion de Sanné ; d'après lui, la peau des scarlatineux est presque toujours le siège, surtout au début, d'un prurit assez intense. Grisolle, Rilliet et Barthez, Saint-Philippe ont également signalé qu'il y avait parfois du prurit et que le malade se grattait; en 1921, à Genève, Saloz et Schiff ont noté le prurit dans 39 p. 100 des cas. Nous n'avons pas souvenir d'avoir vu des lésions de grattage chez les scarlatineux que nous avons observés; mais souvent nos malades ont accusé une sensation de tuméfaction de la peau, des fourmillements; Mayer (1) a signalé un engourdissement des mains qui apparaît en même temps que l'éruption et donne une sensation d'épines, de fourmis à la face palmaire des mains; Aubertin (2), atteint de scarlatine, a constaté sur lui-même ce symptôme et confirme la description de Mayer; il a souvent rencontré ce signe chez les scarlatineux adultes. C'est un engourdissement intense, gênant, quoique non douloureux; il semble que la main soit tuméfiée avec sensation de chaleur et de picotements d'aiguilles à la face palmaire des doigts; l'engourdissement est beaucoup plus rare aux pieds, où il se manifeste au niveau des orteils et du talon (Aubertin). Ces phénomènes tiennent sans doute à la tuméfaction de la peau, qui est, en effet, assez prononcée, surtout aux pieds et aux mains; cette tuméfaction produit aux extrémités un véritable gonflement, gênant les mouvements au point de rendre quelquefois difficile la flexion des doigts. Il faut donc distinguer l'engourdissement des extrémités, le gonflement lié à l'éruption et ne pas les confondre avec le rhumatisme scarlatin (Mayer).

A la face, l'éruption est rare (Moizard); quand elle envahit le visage, elle s'y montre sous forme d'éléments papuleux isolés ou sous forme de bandes éruptives qui donnent l'apparence de l'empreinte des doigts, comme si le malade avait reçu un soufflet; la peau de la face est alors un peu tuméfiée. Quand la

(1) Mayer, *Thèse de Paris*, mai 1902.
(2) Aubertin, *Archives de Méd. des Enfants*, 1903, p. 226.

face est seulement rouge, la rougeur se localise souvent sur les joues, ce qui rend l'éruption plus difficile à reconnaître en cet endroit (Rilliet et Barthez). Lemoine a décrit une forme de scarlatine fruste, avec éruption localisée à la face; nous la retrouverons au chapitre des formes cliniques.

En dehors de l'éruption, Filatow a signalé un aspect particulier de la face; c'est une pâleur péribuccale, une pâleur des lèvres et du menton, faisant contraste avec la rougeur des joues. Cette pâleur, qui s'arrête au sillon naso-jugal, reconnaît pour cause une vaso-constriction due à un réflexe parti du pharynx; elle est un signe de début de l'éruption puis persiste plusieurs jours pendant la période d'état. Fromont (1) attache une certaine importance à ce signe décrit par Filatow; pour d'autres, il n'est pas constant et peut se rencontrer dans des affections autres que la scarlatine, par exemple dans la grippe, les angines. Quant à l'herpès facial, on s'accorde, en France, à le considérer comme très exceptionnel, tandis que Rolleston dit l'avoir observé dans 6,5 p. 100 des cas; à Genève, en 1921, Saloz et Schiff ont été frappés de la fréquence de l'herpès (11 p. 100 des cas).

Aux membres, l'exanthème est surtout marqué aux régions inguinales, aux plis de flexion des grandes articulations. Pastia (2) décrivit, en 1910, un aspect particulier de l'éruption au pli du coude; c'est un exanthème linéaire, très intense, localisé au niveau des plis de flexion; sa teinte, d'abord rosée, devient rouge foncé ou lie de vin, souvent ecchymotique; on observe ainsi une ou plutôt deux à quatre traînées linéaires, entre lesquelles l'éruption est semblable à celle qui se développe sur les autres parties du corps.

(1) Sur un signe peu connu de la scarlatine. La *Clinique infantile*, 1er février 1912.

(2) *Tribune méd.*, 12 novembre 1910.

Ce signe se voit aussi parfois, mais plus rarement qu'au coude, aux plis de l'aisselle, au creux poplité. Il est précoce, apparaît dès le début, persiste pendant toute la durée de l'éruption et même quelque temps après sous forme d'une pigmentation linéaire très intense. D'après Pastia, le « signe du pli du coude » est presque constant dans la scarlatine, s'observe dans 94 p. 100 des cas et n'existe pas dans les éruptions médicamenteuses. Mais Lereboullet et Schreiber (1) font des réserves sur la valeur diagnostique de ce signe qui ne leur semble pas lié d'une manière absolue au seul érythème scarlatin; Marbé, Perrin ont trouvé le signe de Pastia dans la rougeole, Perrin l'a noté aussi dans l'érythème mercuriel. Toute autre est l'opinion de Stoïanovitch (2) qui lui attribue une très grande importance; pour lui, comme pour Sabrazès, les traits rouges scalariformes du coude appartiennent en propre à la scarlatine et ont une valeur séméiologique assez considérable. D'après Pavlovitch (3), le signe de Pastia permet, dans certains cas, alors que l'éruption a disparu depuis plusieurs jours, un diagnostic rétrospectif, car il s'atténue très lentement et persiste après la disparition des autres éléments éruptifs. Mais ce signe semble rare, en tout cas moins constant, dans la scarlatine puerpérale; dans deux cas, où l'éruption était typique, très accentuée et la scarlatine non douteuse, ce signe était négatif (Mouriquand et Pavlovitch). En définitive, le signe de Pastia semble être seulement une éruption plus intense en des régions où la peau est plus fine,

(1) Les maladies des enfants en 1911. *Paris Médical*, 2 décembre 1911.

(2) Erythrodermie des plis de flexion. Traits rouges scalariformes du coude et purpura provoqué dans la scarlatine. *Thèse de Bordeaux*, juillet 1917.

(3) Le phénomène d'extinction de Schultz-Charlton et le diagnostic de la scarlatine. *Thèse de Lyon*, 1922.

plus fragile, avec tendance ecchymotique parce que la peau y est tiraillée par les mouvements articulaires.

L'exanthème scarlatineux a, en effet, une certaine tendance aux ecchymoses, tendance que l'on peut accentuer et rendre plus manifeste par divers procédés. On a décrit longuement ces procédés bien simples; on leur a même donné le nom de ceux qui les ont conseillés : signe de Rumpel-Leede, signe de Hecht, signe de d'Œlsnitz. C'est peut-être leur attribuer une importance bien grande. On savait depuis longtemps que le simple fait de couvrir chaudement le malade rendait plus apparent un erythème discret, qu'une révulsion médicamenteuse exagérait l'éruption ; si celle-ci est souvent plus foncée au niveau du cou, c'est parce que le malade, souffrant de la gorge, a fait, au début de la maladie, sur la partie antérieure du cou, une application de teinture d'iode.

Rumpel a remarqué que si l'on pratique une constriction du bras de manière à comprimer seulement les vaisseaux veineux, il se forme des pétéchies hémorragiques au-dessous de la constriction, dans la région du pli du coude et sur l'avant-bras. Leede a fait cette recherche sur plusieurs centaines de scarlatineux et a trouvé ce signe, constamment dans le scarlatine, jamais dans les autres maladies ; on peut utiliser le brassard d'un appareil à mesurer la pression, ou une bande élastique (1). D'après les constations faites par Stoïanovitch dans le service de Sabrazès, l'épreuve de la bande élastique, que l'on appelle encore le *signe du lacet*, a une assez grande valeur ; un résultat négatif signifie généralement qu'il ne s'agit pas de la scarlatine ; cependant il est des cas, avec éruption très peu marquée, dans lesquels ce signe fait défaut. Notons encore que Beck a provoqué des pétéchies par l'appli-

(1) Leede, *Münch. méd. Woch.*, 7 févr. 1911.

cation de la bande élastique à des malades atteints de rougeole, de rhumatisme articulaire aigu, d'affections cardiaques et même à des sujets sains.

Hecht prend *un pli de la peau* du malade entre le pouce et l'index, y fait une légère pression pendant quelques secondes et voit, en cas de scarlatine, survenir des taches ecchymotiques; si les pétéchies n'apparaissent pas, c'est un argument contre le diagnostic de scarlatine. D'Œlsnitz (1) applique *une ventouse* à poire ou mieux à pompe sur une région du corps; dans la scarlatine fruste, la ventouse détermine une accentuation régionale de l'éruption; elle peut aussi préciser les caractères des éléments éruptifs en faisant apparaître un piqueté ecchymotique fin, irrégulièrement disposé. On arrive encore, avec la ventouse, à provoquer la desquamation au point d'application quelques jours avant l'apparition spontanée des squames.

L'éruption de la scarlatine se constitue rapidement; en 24 heures ou 36 heures, elle s'est généralisée à toute la surface du tégument, avec des prédominances au cou, à la région thoracique antérieure et aux régions axillaires, à la ceinture, aux aines; elle est souvent très accentuée dans les parties déclives, la région dorsale par exemple où elle prend une coloration plus livide. L'éruption reste discrète dans la continuité des membres ou au niveau des régions d'extension des articulations.

La scarlatine avec un exanthème ainsi généralisé avait reçu des anciens auteurs la dénomination de *scarlatina levigata*. Quelquefois l'éruption est moins abondante, se composant de plaques irrégulières séparées par des intervalles de peau saine et ces plaques n'ont aucune tendance à se rejoindre; c'est la *scarlatina variegata*. Pour Sanné, cette distinction ne

(1) *Bull. Soc. méd. des Hôp. de Paris.* 1915, p. 858.

correspond, le plus souvent, qu'aux phases successives de la maladie ; vergetée au début, la scarlatine se généralise ensuite.

Dans les cas moyens, l'éruption dure quatre à six jours ; dans les cas intenses, elle peut persister plus longtemps et rester encore nettement perceptible dix jours après son début. Très souvent, l'éruption est beaucoup moins intense, beaucoup moins persistante ; c'est la scarlatine fruste, dont il faudra montrer le grand intérêt clinique et les dangers en ce qui concerne l'épidémiologie.

Après avoir bien examiné toute la surface cutanée du malade, on étudiera, avec autant d'attention, l'état de *la gorge* et de *la langue*. On ne saurait trop insister sur l'importance de l'énanthème et des signes bucco-pharyngés, plus précoces, plus constants peut-être et au moins aussi caractéristiques que l'exanthème. Sur le voile du palais, les piliers et les amygdales, on voit une rougeur uniforme qui augmente avec l'éruption et prend la teinte framboisée. Sur ce fond rouge, il y a quelquefois un piqueté plus foncé, mais moins net que sur la peau. Cette rougeur s'accompagne d'une tuméfaction œdémateuse surtout manifeste au niveau de la luette. Vers le cinquième jour de la maladie, la muqueuse de l'isthme palato-amygdalien est devenue sèche, lisse, vernissée, avec un aspect velouté. Les amygdales sont souvent plus ou moins recouvertes d'un enduit pultacé, ou même de fausses membranes ; c'est alors l'angine pseudo-membraneuse précoce. Tous ces cas de scarlatine avec amygdalite, toutes les formes cliniques des angines se retrouveront au chapitre des complications et mériteront une étude approfondie.

L'aspect de la langue est aussi très caractéristique ; la signature de la maladie est inscrite sur la langue et la gorge (Lesage). On observe en effet un véritable cycle d'évolution linguale dont nous avons déjà décrit le premier stade (blanc sur rouge vif); au deuxième stade, le dépôt pultacé diminue d'étendue et tombe d'avant en arrière, si bien que le liseré rouge vif s'élargit sur les côtés et forme un V qui circonscrit le V blanc; vers le septième ou huitième jour (troisième stade), toute la langue est dépouillée, rouge écarlate, framboise, la desquamation ayant mis à nu les papilles. Cet aspect spécial dure deux à quatre jours, puis, dans un quatrième stade, l'épithélium se refait, les papilles deviennent moins saillantes, la langue perd sa teinte rouge écarlate, devient lisse et vernissée pour reprendre, vers le quinzième jour, son aspect normal. La scarlatine détermine donc une glossite exfoliatrice aiguë (Lesage, Tissier). L'évolution de cette glossite aiguë n'est pas toujours aussi régulière; elle peut s'arrêter à l'un des stades pendant quelques jours, ce qui en prolonge le cycle.

Pendant l'évolution de l'exanthème et de l'enanthème, les *signes généraux*, que nous avons étudiés avec la période d'invasion, persistent et même peuvent s'accentuer. Le malade se plaint de céphalée, a de l'insomnie, de l'agitation avec ou sans délire; une scarlatine de forme moyenne change peu l'expression du faciès, qui porte seulement la marque de l'état fébrile; on verra, en étudiant les scarlatines graves, que celles-ci s'accompagnent d'anxiété, d'hébétude. L'anorexie, la soif sont constantes et durent jusqu'au moment où la température s'abaisse; les vomissements, signalés au début, ne persistent habituellement pas. Quelques malades sont constipés, d'autres ont une légère diarrhée; le ventre est souple, parfois légèrement tuméfié et pour peu de temps. Rilliet et Barthez ont noté assez souvent des douleurs abdominales assez violentes, coïncidant habituellement avec la diarrhée et durant de deux à cinq jours. Pour Sanné, ces douleurs représentent peut-être une de ces localisations rhumatismales si fréquentes dans la scarlatine. On explique plutôt aujourd'hui les douleurs abdominales par l'action du virus scarlatin sur le tissu lymphoïde de l'intestin et quelquefois des douleurs passagères surviennent dans la région de l'appendice. On peut encore supposer que la muqueuse intestinale serait le siège d'une éruption se traduisant par la diarrhée (1).

Le scarlatineux a parfois un léger subictère des conjonctives et, à l'examen du foie, cet organe est un peu augmenté de volume, douloureux au palper (Benard); la rate est hypertrophiée; d'après Piedelièvre (2) c'est un élément de diagnostic très important, l'augmentation de volume de la rate ne s'observant pas habituellement dans les affections qui s'accompagnent d'érythèmes scarlatiniformes. Les urines sont diminuées de quantité, foncées, de densité augmentée, chargées d'urates : on y trouve rarement des pigments biliaires, souvent de l'urobiline (Benard); le taux de l'urée, en tenant compte des albuminoïdes ingérées, est quelquefois augmenté, parfois normal, rarement diminué; enfin souvent, ces urines contiennent de l'albumine, c'est l'albuminurie précoce, constante chez les adultes d'après Gubler, Lécorché et Talamon, fréquente chez les enfants d'après Hutinel et Martin, très rare à cet âge pour Barthez, Sanné. Cette question de l'albuminurie précoce sera reprise à propos de l'étude des néphrites.

Les voies respiratoires ne sont habituellement pas touchées dans une scarlatine simple. Il y a parfois un léger coryza; la toux, quand elle existe, dépend de l'angine. Cependant il ne faudrait pas croire à une intégrité toujours parfaite de l'appareil respiratoire dans la scarlatine; Teissier et Duvoir, par l'exa-

(1) Wurtz, article Scarlatine. *Nouveau Traité de Médecine et de Thérapeutique*. Fascicule 11, 1920.

(2) *La Médecine*, décembre 1922, p. 210.

men systématique des poumons, ont constaté une diminution de sonorité aux bases et un affaiblissement du murmure vésiculaire en ces régions. Ce n'est pas une congestion hypostatique comme celle de la fièvre typhoïde, mais plutôt un certain degré d'af-

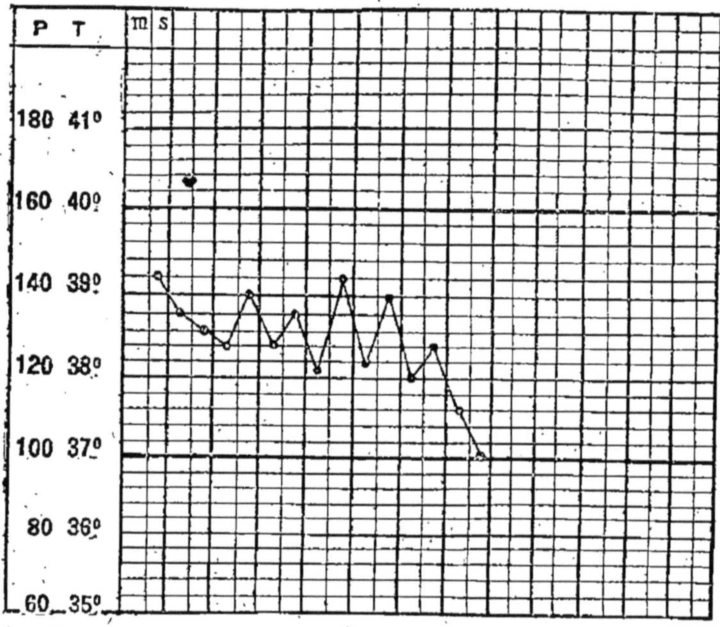

Figure 1.

faissement, d'atélectasie alvéolaire, en rapport avec la vaso-dilatation des capillaires interalvéolaires dans une région du poumon dont le fonctionnement se trouve réduit par le fait du décubitus.

Heim a signalé jadis une odeur spéciale qu'exhaleraient les scarlatineux ; elle rappellerait celle du vieux fromage, de la saumure de hareng, des ménageries ! Mais, comme Sanné le remarque, il y a là confusion évidente. Les malades malpropres, enfermés hermétiquement dans un lit plus ou moins souillé, privés de toute ablution, peuvent répandre une odeur très désagréable ; cette odeur n'a rien de spécifique. Aujourd'hui d'ailleurs on ne redoute plus l'eau comme autrefois pour les malades atteints de fièvres éruptives ; on les baigne, on les tient propres ; ils ne doivent pas sentir la saumure de hareng.

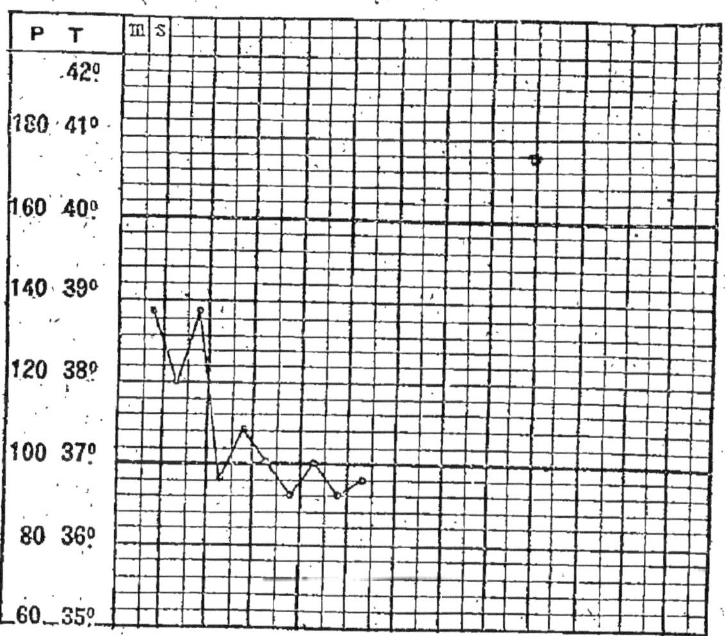

Figure 2.

La *fièvre* reste aussi élevée que pendant l'invasion et peut même s'élever encore avec un maximum d'hyperthermie correspondant à un maximum d'éruption. C'est une fièvre continue avec rémission matinale de quelques dixièmes de degré. Roger a montré que les très fortes hyperthermies sont rares; il n'a noté une température atteignant 41° que dans 2 p. 100 des cas; il a observé une température de 42°2. Beaucoup d'auteurs classiques assignent à la fièvre une durée d'environ 12 jours; d'après Roger, la fièvre ne dure en moyenne que sept à huit jours. Quand la fièvre persiste au delà du quinzième jour, c'est qu'il y a quelque complication. Sur 846 enfants soignés par Gouget, 453 ont atteint au moins 39° et la plus haute température observée a été 41°9. Gou-

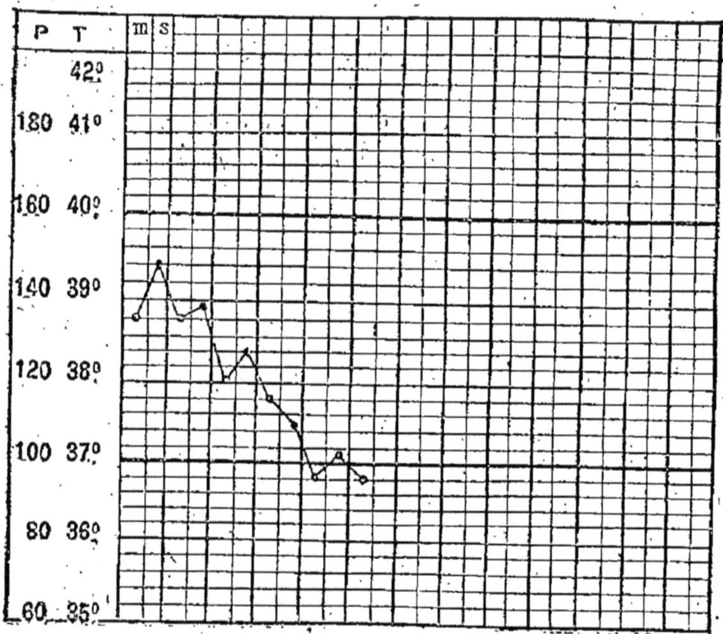

Figure 3.

Hôpital de l'Institut Pasteur. Service de M. le Docteur Veillon, 1906-1907.

get ne peut préciser la durée moyenne de la période fébrile, beaucoup de malades arrivant tardivement à l'hôpital et n'indiquant pas la date exacte du début. Quant à la courbe thermique elle est éminemment variable. Le type le plus fréquent est constitué par une ascension brusque, une période d'état de quelques jours et une chute rapidement progressive; mais tout peut s'observer : défervescence brusque ou chute très lente, grandes oscillations ou fièvre en plateau, séries de chutes et de réascensions, ou même courbe rappelant celle de la dothiénentérie (Gouget). Variot et Devé (1) étudiant les rapports de la température avec

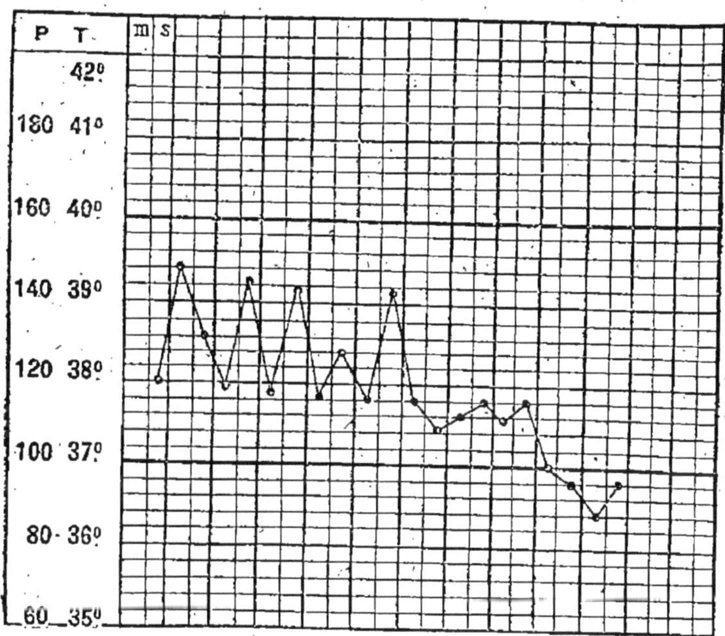

Figure 4.

l'éruption et l'angine, en ont conclu que la température est, en général, plutôt commandée par l'angine que par l'éruption. Gouget donne le tableau suivant de ses observations :

Température proportionnée à l'angine et à l'éruption. 229

Température proportionnée à l'angine seule. . 104

(1) *Soc. méd. des Hôp. de Paris*, 1900, p. 1019. MAGE, *thèse de Paris*, juillet 1910.

Température proportionnée à l'éruption seule. . 92
Température supérieure à l'angine et à l'éruption. 82
Température inférieure à l'angine et à l'éruption. 45

Il nous a semblé que l'angine avait surtout une

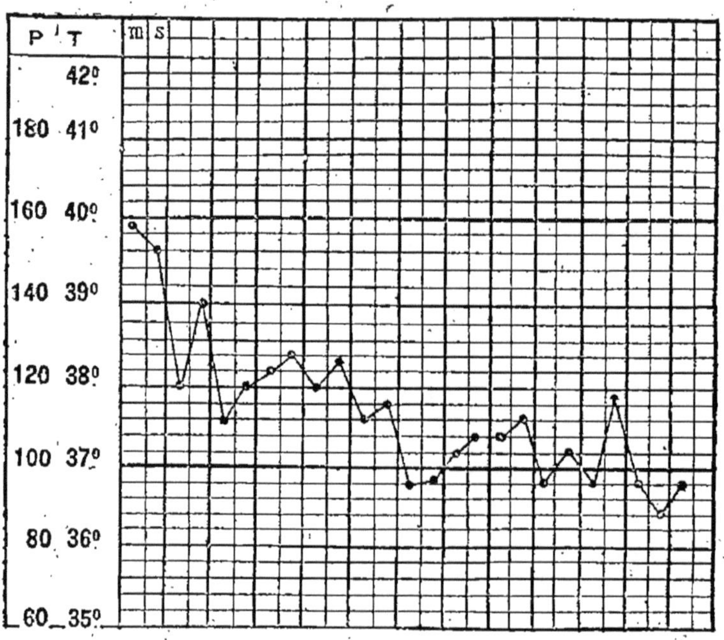

Figure 5.

influence sur la durée de la période fébrile, les cycles thermiques prolongés ne s'observant guère que dans les scarlatines très angineuses.

Barannikow (1) a fait une étude très minutieuse de la thermo-séméiologie de la scarlatine; en établissant une courbe moyenne d'après 209 cas, il a vu la température la plus haute correspondre au deuxième jour de la maladie; il a noté une tendance à des

(1) *Arch. de Méd. des Enfants*, février 1910, p. 98.

descentes importantes de la température du cinquième au neuvième jour; le treizième jour la température est au voisinage de 37°. D'après Barannikow, les jours les plus importants, au sujet de la descente de la température, sont le troisième, le cinquième,

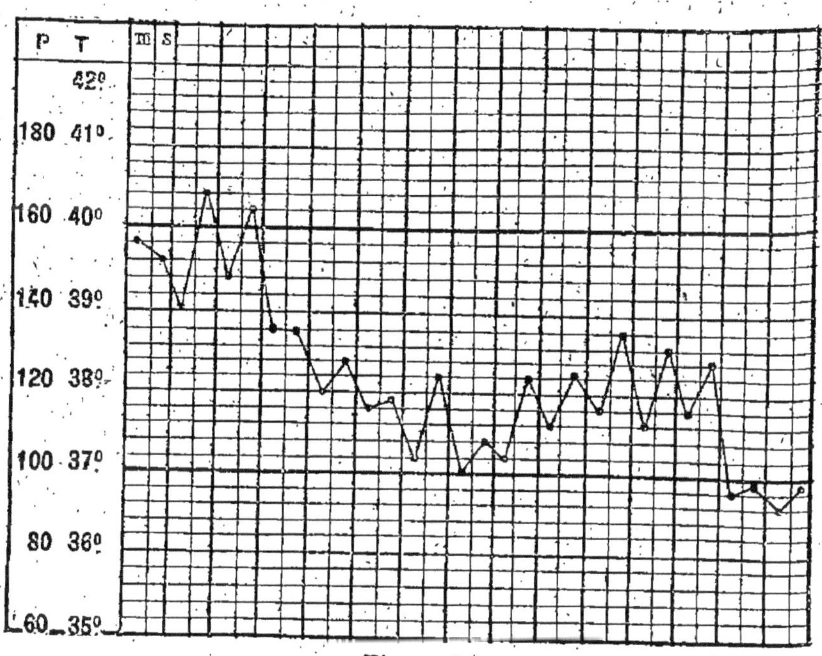

Figure 6.

le neuvième, le dixième et le treizième. En étudiant la courbe des premiers jours, on pourrait prédire quel jour la température sera revenue à la normale.

Pendant la période fébrile, *le pouls* est fréquent. Quelquefois la fréquence du pouls reste exagérée par rapport à l'ascension thermique; c'est la continuation de la tachycardie du début. Dans d'autres cas, la tachycardie est remplacée par de la bradycardie. L'abaissement de la pression artérielle s'accentue; la scarlatine est, comme la fièvre typhoïde, une maladie à pression basse (1). L'examen du sang montre que l'hyperleucocytose du début augmente pour atteindre son maximum deux ou trois jours après l'apparition de l'exanthème.

Période de desquamation. — L'éruption et la desquamation sont souvent imbriquées; pour la commodité de la description, il est d'usage de les étudier successivement; d'ailleurs, dans un très grand nombre de cas, l'usage est justifié par ce fait que la desquamation se prolonge parfois longtemps après l'éruption.

Si la fièvre a été intense et longue, si l'éruption a été très vive, la desquamation peut commencer avant l'extinction de la fièvre et de l'exanthème; en cas d'éruption lente et peu abondante, elle se fait à une époque plus tardive, lorsque le malade est déjà rétabli. La date d'apparition de la desquamation est donc très variable; on peut voir la peau se fendiller dès le septième ou huitième jour; souvent la desquamation ne commence qu'au dixième, au quinzième jour de la maladie et même plus tard, pour ne se terminer que du trentième au quarantième; on a même cité des cas de desquamation plus prolongée, ayant duré deux mois (Sanné), soixante-dix jours (Trousseau).

La desquamation serait précédée, d'après Vogel, d'une sueur profuse et d'une démangeaison continue assez violente. D'autres ont prétendu que le début en serait marqué par une recrudescence de la fièvre, ce qui est inexact, la desquamation s'établissant, au contraire, au moment où les symptômes généraux s'amendent ou se dissipent.

Aux aines, au bas-ventre, au cou, l'éruption pâlit et c'est là que commence la desquamation; elle gagne ensuite l'abdomen, les cuisses, le dos, les bras et les

(1) Cette opinion n'est pas admise par de Massary qui a toujours trouvé chez des soldats atteints de scarlatine une Mx. de 19 à 20 pendant la période fébrile. (*Société Médicale des Hôpitaux de Paris*, 25 janvier 1918).

mains, pour se terminer par les pieds. Rilliet et Barthez ont très bien décrit la desquamation scarlatineuse : l'épiderme devient rugueux, se ride en formant de petites élevures arrondies, grosses comme des pointes d'épingle, d'aspect sec, parcheminé ; ces élevures s'accroissent et, séparées d'abord par des espaces restreints d'épiderme adhérent, peuvent se rapprocher par groupes ; isolées ou agglomérées, elles se déchirent par leur centre, laissant à leur place des surfaces épidermiques nouvelles limitées par l'épiderme ancien dont les bords circulaires sont soulevés jusqu'à une certaine distance. Le décollement se propage d'une surface à l'autre ; la peau présente ainsi un mélange de places dénudées et de lambeaux épidermiques à moitié détachés, ternes, ayant l'apparence d'écailles minces et sèches, adhérentes encore par leur centre, détachées par leurs bords. Peu à peu, les squames tombent, la peau reprend sa netteté. Quelquefois, surtout chez les enfants, la desquamation est un peu différente ; les soulèvements épidermiques, au lieu de se rompre au centre, restent intacts ; le décollement s'opère de proche en proche, sans craquement de la superficie, occupant de vastes étendues, et formant sur la peau un revêtement inégal, rugueux, opalin que Rilliet et Barthez ont comparé à des plaques de moisissure ; puis l'épiderme tombe en lambeaux larges, longs et irréguliers. C'est surtout au tronc, aux cuisses que la desquamation s'opère ainsi. Au visage, les écailles sont très petites ; aux mains et aux pieds, la desquamation se fait par larges bandes ; aux doigts et aux orteils, sur la face palmaire et plantaire, où l'épiderme est plus épais, la peau se détache en grands lambeaux, en véritables doigts de gant, en semelle. Après la desquamation, l'épiderme nouveau présente une coloration rose pâle, puis reprend lentement sa teinte normale. Quelques observateurs ont signalé la chute des poils, des cheveux et même des ongles; Rilliet et Barthez ne l'ont jamais notée; ce signe se voit plutôt dans l'érythème scarlatiniforme récidivant.

La desquamation est de règle presque absolue dans la scarlatine; son absence est tout à fait exceptionnelle. En général, la desquamation est d'autant plus abondante que l'éruption a été plus vive, mais il y a des exceptions. Sanné attribue la desquamation à un trouble grave dans la nutrition du tégument, trouble qui n'est pas toujours en rapport avec l'importance de l'exanthème et qui peut dépendre de l'intensité de la fièvre et des symptômes généraux, par conséquent de l'intensité de l'infection. Une desquamation abondante peut donc parfois suivre une éruption insignifiante; les squames se voient aussi quelquefois sur des régions que la rougeur n'avait pas touchées.

Au début de cette période, les symptômes généraux, s'ils persistaient encore, s'amendent progressivement; la fièvre tombe, l'appétit renaît. Sauf complications, le scarlatineux est déjà un convalescent alors qu'il desquame toujours; il faut cependant le surveiller attentivement car il est encore exposé à divers incidents; il faut donc le retenir isolé à la chambre, et pour lui, et pour son entourage, puisqu'il peut être resté contagieux.

CHAPITRE V

FORMES CLINIQUES

Après avoir tracé le schéma d'une scarlatine régulière et moyenne et tout en reconnaissant que ce schéma correspond à un grand nombre de faits cliniques, nous insisterons sur la variabilité des formes de la scarlatine. Un jour, on reçoit, dans un service d'hôpital, un cas si bénin qu'on hésite à en en faire le diagnostic; c'est un malade qui s'est plaint légèrement de la gorge, qui est à peine fébricitant, qui a un exanthème très discret. Le lendemain, arrive un malade terrassé par une scarlatine d'une violence extrême; il a 40°, il est dans un état de stupeur marquée; il va succomber rapidement. En l'absence même de complications modifiant le tableau clinique, la scarlatine a une série d'aspects qui tiennent à une virulence plus ou moins grande du germe et qui dépendent aussi d'une résistance plus ou moins considérable de l'organisme. Pour décrire ces formes cliniques, Guinon (1), Moizard rangent les scarlatines anormales en deux classes d'après les anomalies de

(1) Article Scarlatine. *Traité de Médecine*, tome II.

l'éruption et les anomalies dans l'évolution des phénomènes généraux. Hutinel et Martin étudient successivement les formes bénignes et les formes malignes; c'est ce plan que nous adopterons et nous aurons ensuite à décrire la scarlatine avec syndrome infectieux secondaire et la scarlatine à rechute.

Scarlatines bénignes.

Scarlatine fruste. — Trousseau a écrit quelques pages de grand style sur la scarlatine qu'il a appelée fruste. Il débute ainsi : « Vous savez ce qu'en archéologie on entend par inscription fruste; c'est celle dont une partie plus ou moins considérable a été effacée, dont il ne reste qu'une ligne, qu'une lettre et même seulement un point. » Il y aussi des maladies frustes; le médecin n'y lira qu'un mot de la phrase symptomatique et avec ce mot il devra reconstruire la phrase tout entière « comme l'archéologue et le numismate retrouvent l'inscription effacée sous les lettres qui restent. »

C'est surtout dans les petites épidémies familiales que l'on arrive à reconnaître les cas frustes. Trousseau en cite plusieurs exemples dans lesquels on observa seulement les signes pharyngés de la scarlatine, l'éruption ayant manqué ou ayant été tellement discrète et tellement fugace qu'elle passa inaperçue. A Meaux, dans une famille, plusieurs personnes ont une scarlatine bien caractérisée avec éruption; un valet de chambre n'a qu'un mal de gorge, avec rougeur, puis dépouillement de la langue, sans aucune éruption; un enfant, sans avoir été malade un seul instant, présenta de l'anasarque, une pleurésie double, avec épanchement purulent d'un côté. Ce dernier cas est très instructif; il montre que la scarlatine fruste peut ne pas être toujours une scarlatine bénigne. Trousseau cite encore un cas de Graves où la scarlatine se manifesta d'emblée par l'anasarque.

Moizard a bien étudié ces scarlatines frustes; il avait été atteint lui-même d'une scarlatine de ce genre dont le premier symptôme fut la desquamation; il est persuadé que beaucoup d'albuminuries dont on ne peut préciser la cause remontent à des scarlatines méconnues.

On peut faire entrer dans le cadre des scarlatines frustes les cas signalés par Braun, Gimmel, Lemoine (1) de scarlatine avec *éruption localisée à la face*. Il s'agit de malades ayant des symptômes d'angine et de la rougeur de la face; cette rougeur persiste quelques jours; elle est suivie d'une desquamation commençant par le nez et se poursuivant sur toute la surface du visage.

D'autres formes frustes sont caractérisées par un exanthème occupant la plante des pieds et la paume des mains. Stoupy (2) a vu des malades atteints d'angine, n'ayant que de la *rougeur palmaire et plantaire*, tout le reste de la peau restant normal, et chez qui le diagnostic de scarlatine fut confirmé par la desquamation. La face plantaire des pieds est colorée en rouge vif, luisant; cette coloration n'occupe pas toute la plante, car, au centre, la peau garde sa teinte normale et la pâleur de cette tache centrale fait ressortir la rougeur de la zone qui l'entoure. Aux mains, la coloration de la face palmaire est moins accentuée, sans tache centrale. L'exanthème plantaire commence à s'effacer vers le quatrième jour.

On observe aussi quelquefois des scarlatines frustes parce que l'éruption manque, mais présentant des symptômes généraux bien marqués. Il en était ainsi

(1) *Soc. méd. des Hôp. de Paris*, 1897, p. 147.
(2) *Arch. de Méd. et de Pharm. militaires*, juillet 1901.

dans un cas de Tissier et Lebeaupin (1) : un enfant de sept ans a, pendant plusieurs jours, de la fièvre et des troubles intestinaux qui peuvent faire penser à une fièvre typhoïde, puis l'attention est attirée sur l'état de la langue qui a les caractères de la langue scarlatineuse ; on fait donc le diagnostic de scarlatine et ce diagnostic se confirme ensuite par une desquamation très nette.

Scarlatine apyrétique. — Dans cette forme, les principaux symptômes sont au complet, l'éruption peut être assez développée, mais la fièvre manque complètement ou à peu près. Rilliet et Barthez avaient observé la scarlatine apyrétique ; H. Roger l'appelait « scarlatinette », mais c'est surtout le mémoire de Fiessinger (2) qui a fait connaître cette forme, bien décrite aussi dans la thèse de Couatarmanach (3)

La période d'invasion est, le plus souvent, marquée par des phénomènes à peine appréciables ; c'est seulement un malaise général, avec inappétence et céphalalgie, quelquefois cependant le malade a des vomissements ; pendant un ou deux jours, on peut observer une petite élévation de température (38°, 38°2), mais dans certains cas l'apyrexie est complète. Le pouls est augmenté de fréquence. L'angine est toujours légère ; tout se borne souvent à une simple rougeur de l'isthme pharyngé. L'éruption paraît à sa date normale, très marquée ou discrète. Puis la langue se dépouille ; quant à la desquamation cutanée, elle est normale, mais peu intense si l'éruption a été discrète.

La scarlatine apyrétique est relativement assez fréquente. Dans une épidémie, à Oyonnax, Fiessinger en a observé 11 cas sur un ensemble de 37 scarlatines.

(1) *Gazette Médicale de Nantes*, 2 décembre 1911.
(2) *Gazette médicale de Paris*, mars 1893.
(3) *Thèse de Paris*, décembre 1893.

En deux mois, Couatarmanach en a recueilli 12 observations sur 105 cas du service de Moizard à l'hôpital Trousseau. Cette forme est surtout signalée chez les enfants. On peut la considérer, avec Moizard, comme une variété de scarlatine fruste. Trousseau avait insisté sur les formes frustes par absence d'exanthème; Moizard a attiré l'attention sur les formes frustes par absence de fièvre et de phénomènes généraux. Signalons encore le thèse de Lloubes (1) avec une observation de scarlatine apyrétique dont voici la courbe thermique :

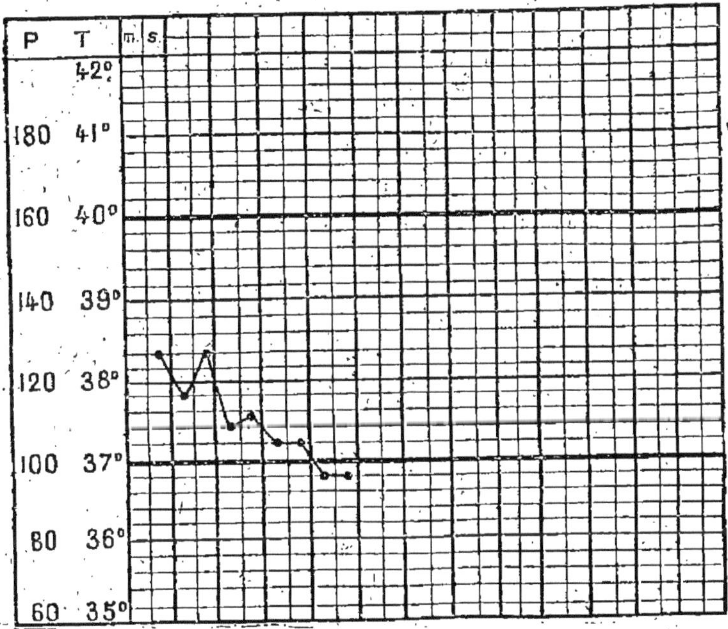

Figure 7.

J'ai vu l'année dernière trois cas de scarlatine apyrétique ; ils ont été publiés dans la thèse de

(1) *Thèse de Lille*, mars 1900.

Moinet (Paris, 1924). Voici l'un d'eux : Mme T... soigne sa fille atteinte de scarlatine depuis le 3 juillet; le 24 juillet, Mme T... ressent un léger malaise, souffre un peu de la gorge, prend sa température; elle n'a que 37°6. Le soir, avec une température de 38° mais

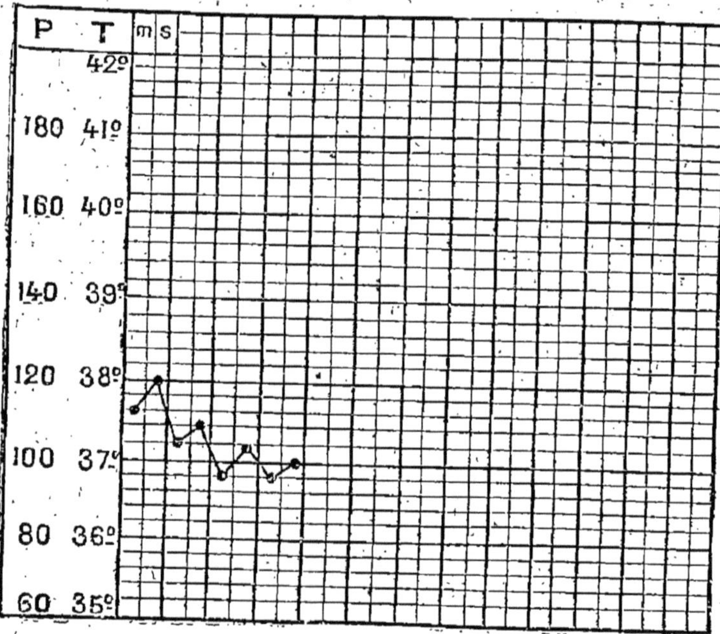

Figure 8.

un pouls rapide à 116, on constate une éruption très rouge et surtout très généralisée; dès le lendemain, 25 juillet, la température est à 37°2, à 37°4 et ne remontera plus; l'éruption a persisté cinq jours; le 3 août, onzième jour de la maladie, la desquamation commence et se prolonge longtemps; c'est une desquamation considérable avec de grands lambeaux dans le dos.

Scarlatines malignes.

On décrit sous ce nom les cas dans lesquels, sans complications, la toxi-infection est d'une violence toute particulière, donnant à cette forme un caractère pernicieux. Guinon, Moizard reconnaissent trois causes à la malignité : la virulence exagérée du germe scarlatin ; un défaut de résistance de l'organisme ; les associations microbiennes. Mais on sait aujourd'hui que cette dernière cause peut manquer ; on ne met plus au premier plan les associations microbiennes et le rôle du streptocoque. Hutinel et Martin remarquent que l'action du virus scarlatineux a été beaucoup trop négligée, qu'il peut, à lui seul, causer des accidents graves ; il y a, écrivent-ils, des cas, mortels dès la période initiale de la maladie, qui ne sont pas compliqués et qui sont imputables au seul poison scarlatineux. Graves avait supposé, voici déjà longtemps, que la malignité dépendait de l'intoxication générale de l'économie par le poison animal de la fièvre scarlatine.

La scarlatine maligne présente des variétés et on en distingue plusieurs types. Quelquefois, la mort survient dès la période prodromique, c'est la scarlatine foudroyante ; dans d'autres cas, la malignité apparaît un peu plus tardivement au moment ou à la fin de l'éruption et elle se traduit par des symptômes nerveux ou hémorragiques.

Scarlatine foudroyante. — Elle est extrêmement rare, surtout en France. Trousseau en relate deux cas : il fut mandé, dans un pensionnat, auprès d'une jeune fille qui était en proie, depuis le matin, à un délire effrayant ; elle avait des vomissements, une fièvre intense, un pouls incomptable ; la peau était d'une sécheresse extraordinaire. Trousseau fit le diagnostic de scarlatine ; une épidémie régnait alors dans le pensionnat. La jeune fille mourut avant la fin de la journée. A Tours, pendant l'épidémie de 1824, il vit, avec Bretonneau, une jeune femme succomber, en moins de onze heures, avec des accidents terribles : délire, agitation excessive, fréquence extraordinaire du pouls ; dans la famille de cette jeune femme, plusieurs personnes avaient été atteintes de scarlatine.

Ainsi donc, la maladie survient brusquement; la température atteint d'emblée 41° et même 42° (un cas de Gunther), le pouls est d'une fréquence extrême, 160, 170, parfois incomptable; la respiration est rapide, superficielle, la céphalée violente. Des vomissements et de la diarrhée surviennent ; les urines sont très rares, de coloration foncée, albumineuses. Il existe toujours des phénomènes nerveux intenses : convulsions chez les enfants, agitation, délire chez l'adulte. En examinant la gorge on trouve soit de l'angine, soit une simple congestion pharyngée; le plus souvent on ne constate pas le moindre exanthème. En quelques heures (Baginsky), onze à douze heures (Leichtenstern, Gunther), la situation est désespérée; le malade tombe dans la stupeur avec adynamie profonde et meurt dans le coma; quelquefois, c'est une syncope qui termine cette très rapide évolution.

A ces symptômes, peuvent s'ajouter des hémorragies plus ou moins abondantes et généralisées : purpura, épistaxis, hématurie... C'est alors la *scarlatine hémorragique précoce.*

Tous ces cas sont presque fatalement mortels, surtout lorsqu'apparaît le syndrome hémorragique.

Scarlatines plus tardivement malignes. — Plusieurs types cliniques doivent être décrits. Voici un scarlatineux au quatrième ou cinquième jour, avec une forme moyenne ; le pronostic paraît favorable, quand, sans raisons apparentes, la température atteint un très haut degré, le pouls devient incomptable, les phénomènes d'excitation et de dépression apparaissent et le malade succombe en quelques heures (Teissier et Duvoir). J'ai observé un de ces cas déconcertants et lamentables : une jeune femme, récemment accouchée, était arrivée sans incidents au quatrième jour d'une scarlatine de gravité moyenne ; en l'espace d'une nuit, la situation changea du tout au tout ; elle succomba dans l'après-midi du cinquième jour.

Jaccoud, Moizard décrivent une *forme nerveuse* de la scarlatine maligne. Après un début assez violent, le malade devient anxieux, dyspnéique, c'est une dyspnée toxique d'origine bulbaire, sans lésions de l'appareil pulmonaire ; la température est très élevée, le pouls d'une fréquence extrême ; quand l'éruption paraît, elle est tantôt peu développée, tantôt confluente, mais toujours livide, mélangée de pétéchies qui donnent à la peau une coloration violette. Le malade est très agité, a un délire violent. Bientôt le pouls devient de plus en plus fréquent, faible, filiforme, les extrémités se refroidissent. Le malade succombe soit par collapsus cardiaque, soit dans le coma.

Jaccoud décrit également une forme *typhique* d'évolution plus lente, où les accidents graves ne paraissent qu'à la période d'éruption, quelquefois même dans la seconde semaine. La langue est sèche, les lèvres fuligineuses ; il y a souvent de la diarrhée et le ventre est ballonné ; les urines sont rares, albumineuses. On constate des symptômes pharyngés intenses, quelquefois une angine à streptocoques, ou diphtérique. La température reste très élevée, le pouls petit, fréquent ; l'adynamie s'accentue de plus en plus, des escarres surviennent à la période terminale et le malade succombe comme un typhique, dans le coma ou à la suite d'accidents de collapsus cardiaque.

Dans d'autres cas, ce sont des hémorragies multiples qui donnent à la maladie un aspect particulier. Dans cette *forme hémorragique*, toujours très grave, le malade a des épistaxis, des hématuries, des hémorragies sous-dermiques ou intradermiques

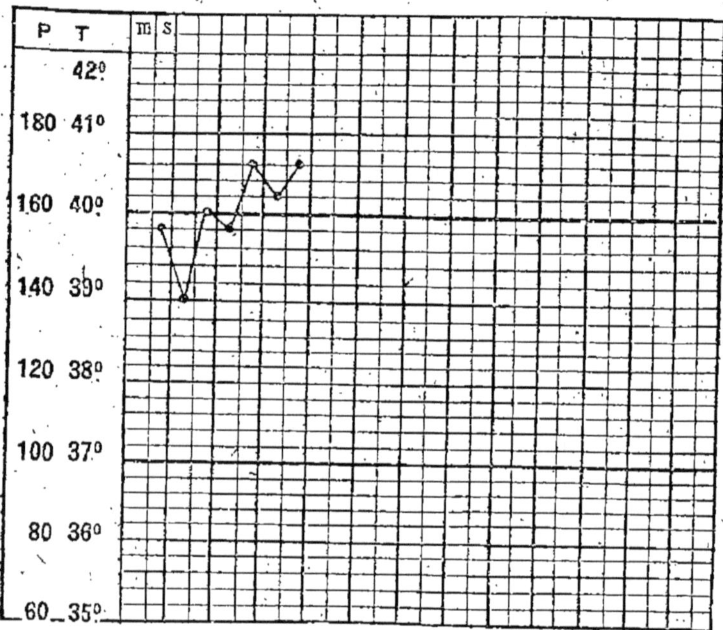

Figure 9 (1).

abondantes, plus rarement des hémorragies intestinales. Ces hémorragies peuvent survenir aux diverses périodes de la maladie ; quelquefois c'est dès le début qu'elles existent et ces cas, très graves, sont rapidement mortels ; d'autres malades ont des hémorragies pendant la période d'éruption et le pronostic est encore sombre. Les hémorragies sur-

(1) Fig. 9 et 10. Scarlatine maligne. Deux cas mortels. Service du docteur Veillon à l'hôpital Pasteur, 1906.

venant au début de la desquamation sont moins redoutables.

Moizard signale encore une *forme maligne tardive*, avec des accidents très graves suvenant à une date éloignée dans le cours d'une scarlatine ayant jusque-

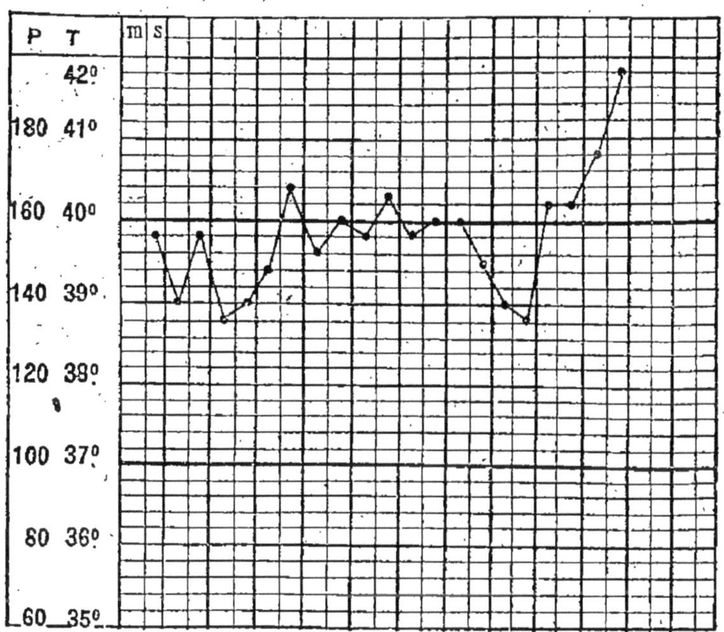

Figure 10.

là normalement évolué. Il a vu un enfant arrivé, sans incidents, à la troisième semaine, être enlevé en quelques heures par des accidents hémorragiques accompagnés de symptômes nerveux très intenses. Moizard pense qu'il s'agit d'accidents causés par des infections secondaires amenant une véritable septicémie.

On voit, par cette description des diverses formes de scarlatine maligne, qu'il s'agit de faits assez disparates. L'étude de ces cas nécessiterait de nouvelles recherches pour en préciser les caractères cliniques et surtout pour en découvrir la pathogénie. Hutinel (1) a déjà donné des aperçus sur le *syndrome malin de la scarlatine* tel qu'on peut le comprendre d'après les travaux récents, en particulier d'après les travaux sur les altérations des capsules surrénales dans les grandes infections à caractère malin. Cliniquement, on se trouve en présence d'un groupement de symptômes : l'asthénie est toujours très marquée, le malade, effondré sur son lit, incapable de tout mouvement, se refuse à boire, à parler; il a l'air d'un agonisant. La tension artérielle est très basse, la maxima tombant, chez l'enfant, à 7, 6, 5; les extrémités sont froides et cyanosées; au cœur, on constate de la tachycardie et de l'arythmie. On provoque facilement, en rayant la peau avec l'ongle, le phénomène de la raie blanche décrite par Sergent dans l'insuffisance surrénale; des douleurs épigastriques, des nausées et des vomissements s'observent assez souvent. Ce syndrome éveille l'idée d'une insuffisance surrénale, mais, d'après Hutinel, il n'est pas imputable uniquement aux lésions des capsules surrénales; il dépend de dégénérescences parenchymateuses multiples avec prédominance aux surrénales.

Syndrome infectieux secondaire.

Dans le décours d'une scarlatine, une poussée fébrile peut survenir, avec des symptômes généraux plus ou moins marqués, avec ou sans complication expliquant cette fièvre. Ces faits avaient été décrits en Allemagne sous le nom de *fièvre post-scarlatineuse tardive*. Bouveret (2) a repris cette étude de *l'hyper-*

(1) Le syndrome malin dans la scarlatine. *Bulletin médical*, 12 mars 1913.

(2) *Revue de Médecine*, 1892, p. 286.

thermie secondaire de la scarlatine; viennent ensuite les travaux de Roger (1) sur *le syndrome infectieux secondaire*, de son élève Girard (2) sur le *syndrome de la convalescence* ou *syndrome tardif*.

La fièvre post-scarlatineuse tardive observée par Thomas, Gumprecht consiste en une poussée thermique, assez élevée parfois, 39° à 40°, et durant de quelques jours à deux semaines, sans symptômes graves. Les trois observations de Bouveret sont différentes : il s'agit d'une élévation thermique brusque, pouvant atteindre 41°, accompagnée de symptômes nerveux graves, mais cédant rapidement à un traitement énergique. Pour Bouveret, cette « hyperthermie secondaire sans complications locales » a de frappantes analogies avec le rhumatisme cérébral hyperthermique ; elle s'expliquerait par une excitation des centres nerveux qui président à la calorification, excitation due aux poisons solubles du microbe de la scarlatine ou des infections secondaires. Bouveret a traité cette hyperthermie secondaire par les bains froids.

Le syndrome décrit par Roger est assez fréquent ; sur 1.473 malades, Girard l'a noté 229 fois. Divers éléments constituent ce syndrome : une poussée fébrile, des adénopathies, des symptômes angineux, de l'otite, de l'albuminurie et des arthropathies. On observe tantôt un syndrome complet avec réunion de tous ces éléments, tantôt un syndrome incomplet. Les manifestations fébriles sont souvent légères et peu durables, quelquefois cependant assez intenses; les adénopathies siègent surtout à l'angle de la mâchoire, aux régions sous-maxillaire, parotidienne et sterno-cléïdo-mastoïdienne, exceptionnellement aux aisselles et aux aines; les angines présentent divers types cliniques et sont très rarement de nature diphtérique;

(1) *Revue de Médecine*, 1899, p. 271.
(2) *Thèse de Paris*, mars 1900.

l'albuminurie est parfois bénigne mais peut s'accompagner d'autres symptômes de néphrite. D'après Girard, le syndrome infectieux secondaire dépend d'une infection à streptocoque ; ce microbe a été trouvé dans les urines des malades ayant de l'albuminurie tardive ; aux autopsies de quelques scarlatineux ayant succombé à cette période, on a constaté dans le sang, la rate et les reins la présence de streptocoques.

Gouget qui a observé 61 fois des reprises de fièvre, avec un ou plusieurs éléments du syndrome tardif, les explique par des poussées secondaires d'infection, à point de départ variable, ganglionnaire par exemple, mais ayant sans doute généralement leur origine dans la gorge.

Rechutes.

La scarlatine n'est pas une maladie à rechutes ; autant les rechutes sont fréquentes dans certaines infections comme la fièvre typhoïde, l'érysipèle, autant elles sont rares dans la scarlatine. Leur existence a même été discutée, des érythèmes infectieux pouvant survenir au décours de la scarlatine et être considérés, à tort, comme une reprise de l'exanthème. Avec les mémoires d'Antony (1), de Jeanselme (2), de Richardière et Kaufmann (3), avec les thèses de Lettry (4), de Lorena (5) et bien d'autres travaux, la question a été mise au point.

Pour ce qui est de la fréquence, Lettry donne dans sa thèse plusieurs statistiques qui d'ailleurs ne concor-

(1) *Archives de Méd. militaire*, 1884, t. III, p. 59.

(2) *Arch. générales de Médecine*, 1892, t. I, p. 678 et t. II, p. 58.

(3) *La clinique infantile*, 15 novembre 1903.

(4) *Thèse de Paris*, 1907-1908.

(5) *Thèse de Bordeaux*, avril 1919.

dent guère; en effet, Foord Caiger n'a observé que 7 rechutes sur 1.008 cas de scarlatine, tandis que Comby (1) en a vu six cas sur 500, Richardière et Kaufmann 5 sur 322, et Hamilton 6 sur 160; les observations les plus curieuses sont celles d'Antony qui a noté, dans une épidémie survenue à l'île de Ré, 17 rechutes sur 51 cas de scarlatine.

Les symptômes de la rechute sont généralement beaucoup moins intenses que ceux de la première atteinte; le début par des vomissements est plus rare, la rechute s'annonçant seulement par la fièvre et l'angine. La température ne dépasse guère 39° et la fièvre ne dure pas plus de quatre à cinq jours; la gorge n'est pas profondément infectée, l'angine restant érythémateuse, avec quelquefois un exsudat opalin sur une ou les deux amygdales. On n'observe pas, à la rechute, les angines pseudo-membraneuses ulcéreuses et perforantes qui compliquent souvent la scarlatine. L'éruption est presque toujours discrète et il faudra la rechercher au thorax, au ventre, aux aines, aux jarrets, aux plis du coude; elle disparaît vite, du troisième au cinquième jour d'après Lettry, souvent plus tôt. La desquamation est précoce, de courte durée. Les complications sont exceptionnelles ; cependant il est fréquent que les urines soient albumineuses, mais pendant quelques jours seulement. En somme, la rechute est une reprise atténuée des symptômes et signes de la scarlatine normale. Il en était ainsi dans deux cas que nous avons publiés (2) :

Une malade de 28 ans entre le 24 mars 1908 à l'hôpital de l'Institut Pasteur. La veille, elle a été prise brusquement de frissons, de vomissements, de douleur dans la gorge; ce matin est apparue une éruption sur le tronc, le ventre et les cuisses. Au

(1) *Soc. méd. des Hop. de Paris*, 1897, p. 278.
(2) *Gaz. Médicale de Nantes*, 26 août 1911.

moment de l'entrée à l'hôpital, on constate que la gorge est très rouge, sans exsudat, qu'il existe sur le tronc une éruption typique de scarlatine; température 39°2. Les jours suivants, l'éruption augmente, ainsi que l'angine; la langue se dépouille et prend l'aspect classique framboisé; la température s'élève à 40°, puis elle descend en lysis en même temps que tous les autres symptômes s'amendent. Le 1er avril, la température est normale; la desquamation commence au cou et aux membres supérieurs. La convalescence s'établit, quand le 14 avril la malade se plaint de la gorge; on trouve les amygdales et le voile du palais très rouges, avec un exsudat blanchâtre sur l'amygdale droite; aux aines et à l'abdomen, une éruption très nettement scarlatineuse, qui se généralise le lendemain. Températures le 14 avril, 38°2; le 15 avril 38° et 38°5; l'angine disparaît vite, mais l'éruption persiste pendant cinq jours; la température retombe à 37° le 18 avril; une seconde desquamation se produit rapidement dès le 24 avril et ne dure que trois jours; convalescence normale. La malade quitte l'hôpital complètement guérie. Les urines n'ont jamais été albumineuses, ni au début de la maladie, ni pendant la rechute.

Une enfant de 11 mois est prise le 16 décembre 1909 de fièvre, de vomissements. Notre collègue et ami, le Dr Grosse, appelé pour examiner l'enfant, constate une rougeur diffuse de la gorge, une température de 40°5, fait le diagnostic de scarlatine probable; étant accoucheur, il nous demande de soigner cette petite malade. Le 17 décembre, avec une température de 40°, je trouve une angine érythémateuse et une éruption discrète, un pointillé scarlatineux sur l'abdomen et les membres. Le lendemain, l'exanthème a déjà disparu, la gorge est moins rouge, la température n'est plus que de 38°5; l'état général est très peu atteint. Dès le 20 décembre, tous les signes de scarlatine ont disparu; la température est normale, l'enfant reprend et la convalescence s'annonce très franche. Après neuf jours d'apyrexie, le 29 au soir, l'enfant est prise de convulsions, en même temps que la température s'élève à 37°8; ces convulsions cessent rapidement sous l'action d'un bain de tilleul, mais le lendemain, 39°5 et répétition des symptômes antérieurs : rougeur de la gorge et éruption discrète. Cette rechute dura cinq jours, sans phénomènes particuliers; pas d'albumine dans les urines; desquamation très légère une dizaine de jours après la rechute et guérison sans incidents.

La date d'apparition de la rechute est assez variable; en général, la rechute est tardive. Lettry relate 18 cas dans lesquels elle survint du dix-huitième au vingt-cinquième jour après la première éruption et 21 cas où ce début eut lieu entre le vingt-cinquième et le trentième jour. Pour notre premier cas, c'est au vingt-troisième jour de la maladie et après quatorze jours d'apyrexie qu'apparut la rechute ; dans le second, c'était au quinzième de la maladie et après neuf jours d'apyrexie. Cette longue durée de la période qui sépare l'exanthème initial de la rechute, ne donne aucune indication sur la pathogénie de celle-ci. S'agit-il d'une infection nouvelle exogène ou d'une reprise de virulence du premier germe? On ne sait ; tout ce que l'on peut dire, c'est qu'au moment où survient la rechute, l'immunisation du malade ne s'était pas encore complètement établie.

Le pronostic est habituellement bénin. Cependant si, presque toujours, l'atteinte de l'état général est peu considérable, si la durée de la rechute est courte, on se souviendra de quelques rares exceptions à cette règle ; quelques cas de rechute suivie de mort ont été publiés.

CHAPITRE VI

COMPLICATIONS

La scarlatine est une toxi-infection qui atteint tout l'organisme; mais, dans certains cas, le virus scarlatin porte tout particulièrement son action nocive sur tel ou tel organe; il en résulte une prédominance de symptômes et de signes physiques donnant à la maladie un aspect nouveau, ce qui constitue une complication. Par ailleurs, des infections secondaires, dont les plus connues sont, à l'heure actuelle, les infections à streptocoques, peuvent aussi déterminer divers accidents. Il est très difficile de distinguer les unes des autres ces deux variétés de complications, puisque le virus scarlatin n'est pas encore connu d'une façon certaine; on ne peut donc classer les complications d'après leur pathogénie. On pourrait les décrire d'après leur date d'apparition, car les unes sont précoces, les autres tardives, au moins habituellement; d'après leur fréquence, puisqu'il en est de très fréquentes et de très exceptionnelles. Mais, le plus simple est de passer successivement en revue les divers appareils, pour voir comment ils peuvent être touchés, soit par le virus scarlatin, soit par le streptocoque et comment ils réagissent.

I. — APPAREIL DIGESTIF

Stomatite et glossite.

La *stomatite* est très fréquente puisque l'enanthème du début atteint la muqueuse de la bouche qui prend une teinte d'un rouge vif framboisé, puis devient comme vernissée quand se fait la desquamation de l'épithélium. La stomatite devient intense dans les formes graves, avec angine à fausses membranes; en s'étendant, les membranes gagnent la bouche et les lèvres. En cas d'angine ulcéreuse, des ulcérations peuvent se montrer sur les gencives. Dans tous ces cas, l'haleine est fétide, la mastication douloureuse.

La stomatite aphteuse se rencontre quelquefois. Sanné en a observé un cas avec aphtes très confluents, tuméfaction marquée, douleur très vive.

Toutes ces infections de la bouche, souvent graves, ne se compliquent presque jamais de parotidite ; on n'en trouve que des observations isolées ; Sanné en fait à peine mention : « Les glandes salivaires s'enflamment rarement. » J'ai vu un cas de parotidite unilatérale chez un enfant atteint d'une scarlatine moyenne, sans stomatite intense ; on crut, pendant deux jours, que la parotidite allait suppurer ; il n'en fut rien ; elle se termina par résolution complète.

La *glossite* fait partie du tableau de la scarlatine, Lesage décrit même une glossite exfoliatrice aiguë comme principal symptôme de la maladie. Mais il est très exceptionnel d'observer une glossite plus profonde, une inflammation du parenchyme de la langue. On signale seulement un cas de Collins : le gonflement devint tel, gênant la déglutition et la respiration, qu'on dut appliquer des sangsues sur les côtés du frein de la langue et faire ensuite deux incisions sur la face inférieure. Sanné a vu, deux fois, une glossite avec gonflement assez considérable ; il y eut, dans un cas, une assez large ulcération de la langue.

Angines.

Il n'y a pas lieu de revenir sur la distinction souvent très difficile à faire de l'énanthème amygdalo-pharyngien et de l'angine du début de la scarlatine. La plupart des scarlatineux ont de l'angine, à un degré quelconque, et Trousseau a dit fort justement que la scarlatine est une maladie essentiellement angineuse. Toutes les variétés cliniques des angines s'y observent, depuis l'érythème jusqu'à la gangrène ; ces infections amygdaliennes ont une influence sur la fièvre et l'état général des malades ; elles sont aussi la source d'autres complications.

C'est dès le début ou plus tardivement qu'apparaît l'angine ; il y a donc des angines précoces et des angines tardives. Les *angines précoces* peuvent être simplement érythémateuses et pultacées, elles peuvent être des angines à fausses membranes ; parfois elles sont ulcéreuses et perforantes, voire gangréneuses. Les angines tardives se présentent avec les mêmes aspects, mais une autre forme survient presque exclusivement dans la convalescence ; c'est l'angine à fausses membranes de nature diphtérique.

L'angine érythémateuse et pultacée donne les symptômes fonctionnels habituels : douleur exaspérée par la déglutition et par la pression aux angles de la mâchoire, timbre nasillard de la voix (c'est la voix amygdalienne de Peter) ; petite toux sèche ; le voile du palais étant immobilisé par la douleur, le malade rejette quelquefois les liquides par le nez au moment de la déglutition ; si les amygdales sont très tuméfiées, la respiration devient un peu haletante. Des douleurs dans la région de l'oreille, des bourdonnements, l'obtusion de l'ouïe s'observent quand l'inflammation se propage au naso-pharynx et à la muqueuse de la trompe d'Eustache. A l'examen de la gorge, on ne constate pour ainsi dire jamais la succession des signes angineux décrite par Lasègue : congestion avec rougeur livide de l'isthme du gosier et œdème de la luette ; éruption de vésicules miliaires sur la face antérieure du voile, les piliers ou les amygdales ; transformation de ces vésicules miliaires qui se sèchent avec formation de dépôt pultacé ou deviennent pustuleuses et se rompent, laissant de petites ulcérations. Ce que l'on voit habituellement, ce sont des amygdales augmentées de volume, avec des enduits pultacés en crasse blanchâtre (Laboulbène) ou en îlots ; les amas pultacés se détachent facilement et se dissolvent dans l'eau ; ils ont peu de tendance à se reproduire. Une adénopathie sous-maxillaire accompagne toujours ces angines ; elle reste, dans la plupart des cas, peu développée.

Ces angines scarlatineuses qui déterminent une tuméfaction parfois considérable des amygdales n'évoluent presque jamais vers l'amygdalite phlegmoneuse ; Rilliet et Barthez, Cadet de Gassicourt, Sanné relatent quelques cas de phlegmon de l'amygdale. Gouget a vu deux angines phlegmoneuses sans suppuration et un abcès sus-amygdalien ; Dufour a observé trois phlegmons sur 375 malades.

L'angine pseudo-membraneuse précoce est une complication très fréquente de la scarlatine. Au cours de certaines épidémies, on la constate dans un cinquième des cas, d'après Variot et Dévé (1) ; dans une étude sur 117 cas d'angine scarlatineuse, Lemoine (2) relate 79 angines pseudo-membraneuses. La fausse membrane apparait dans la gorge vers le troisième ou quatrième jour de la maladie, se greffant sur une

(1) *Soc méd des Hôp.* 1900, p. 1019.
(2) *Soc. méd. des Hôp.* 1895, p. 738.

angine rouge ; elle est parfois plus précoce, pouvant même précéder l'éruption (Millard). Sur une amygdale ou, plus souvent, sur les deux, on voit des taches blanches, peu étendues, qui s'élargissent et se rejoignent pour constituer une couenne adhérente à la muqueuse. Le voile du palais, les piliers, la luette peuvent être envahis par les fausses membranes. La muqueuse sous-jacente est saignante, érodée ou ulcérée. Les symptômes fonctionnels sont les mêmes que dans l'angine érythémato-pultacée, mais plus intenses. Les ganglions angulo-maxillaires et les ganglions du cou sont tuméfiés ; le tissu cellulaire qui les entoure est infiltré. L'état général du malade est profondément atteint ; la température se maintient élevée.

Depuis les travaux de Bourges (1) et de Boulloche (2), on décrit trois formes d'angine pseudo-membraneuse précoce : forme bénigne, dans laquelle les fausses membranes s'étendent peu et n'ont pas tendance à se reproduire ; forme grave, avec des fausses membranes étendues, envahissant la bouche, avec adénite et péri-adénite considérables, avec fièvre élevée qui se prolonge pendant une ou deux semaines, mais cette forme se termine cependant le plus habituellement par la guérison ; forme septique ou maligne, caractérisée par l'envahissement de toute la gorge, par la fétidité de l'haleine, par la tuméfaction énorme du cou, par des phénomènes généraux très inquiétants et le malade succombe dans l'adynamie.

Quelle est la nature bactériologique de cette angine à fausses membranes du début de la scarlatine? Est-ce une angine à streptocoque? Est-ce une angine à bacille diphtérique? Avant les recherches bactériologiques, Trousseau, par la clinique, avait affirmé que

(1) *Thèse de Paris*. 1891.

(2) Les angines à fausses membranes, 1 vol. de la *Bibliothèque médicale* Charcot-Debove.

ces angines n'étaient pas des angines diphtériques, tandis que les angines tardives l'étaient. Les observations de Sevestre (1), d'Odent (2), puis les examens bactériologiques de Wurtz et Bourges (3), la thèse de Bourges confirmèrent cette doctrine qui fut longtemps classique. Bourges reconnaissait d'ailleurs dans sa thèse qu'il pouvait se produire quelque exception à la règle donnée par Trousseau. C'est ainsi que Marfan et Apert (4) ont toujours trouvé le streptocoque dans les angines tardives, tandis que Variot et Dévé, de Saint Paul (5) ont relaté plusieurs cas d'angine précoce à bacille de Lœffler. La question est d'ailleurs très compliquée, en raison de la virulence variable des bacilles diphtériques et de la présence possible de bacilles peu ou pas virulents dans la gorge des scarlatineux. D'après les recherches de Schabad (6), c'est au début de la maladie que l'on trouve quelquefois chez le scarlatineux des bacilles diphtériques non virulents pour le cobaye, tandis que, dans les angines pseudo-membraneuses des convalescents, les bacilles sont virulents. Comme le fait remarquer Gouget, cette question se rattache à celle du saprophytisme du bacille diphtérique qui est loin d'être tranchée. Une autre remarque est à faire. C'est qu'il faut donner un grand rôle, lorsque la diphtérie apparaît chez un scarlatineux, à l'influence du milieu hospitalier qui est absolument prépondérante (Gouget). On pourrait donc discuter indéfiniment sur les angines pseudo-membraneuses précoces et tardives. Pratiquement, voici ce qu'il faut retenir : la diphtérie peut venir se greffer sur la scarlatine, rarement au début, plus

(1) *Soc. méd. des Hôp. de Paris*, 1890, p. 411.
(2) *Thèse de Paris*, janvier 1887.
(3) *Arch. de Méd. expérimentale*, 1890.
(4) *Soc. méd. des Hôp. de Paris*, 1896, p. 424.
(5) *Thèse de Paris*, avril 1905.
(6) *Arch. f. Kinderheilkunde*, 1902, XXXIV.

habituellement à une période tardive ; c'est l'association scarlatine-diphtérie, surtout fréquente autrefois dans les hôpitaux d'enfants, beaucoup plus rare depuis qu'on isole les malades et que la contagion hospitalière peut être évitée (1). Les angines pseudo-membraneuses du début ressemblent beaucoup à la diphtérie mais ne sont presque jamais des angines diphtériques; cliniquement, on pouvait le prévoir car ces angines ne s'accompagnent pas de phénomènes laryngés, ne sont jamais suivies de paralysies dipthériques et n'engendrent, dans leur voisinage, que de la scarlatine, jamais de la diphtérie. Les examens bactériologiques montrent presque toujours la présence de streptocoques.

Certaines angines scarlatineuses ont tendance à déterminer des ulcérations profondes et des pertes de substance au niveau des amygdales ou du voile du palais. Hénoch (2) avait décrit cette inflammation nécrotique ; quelques faits analogues avaient été mentionnés par Bergé, Variot et Dévé ; mais ce sont surtout les travaux de Méry et Hallé (3) qui ont bien fait connaître les *angines ulcéreuses et perforantes* de la scarlatine ; après ces auteurs, Pivert, Guindesse, Mme de Bichler, Larrouy, Lesné, Lereboullet, Langlais (4), Girou en ont rapporté des observations.

L'angine ulcéro-perforante survient surtout chez les enfants, avec une plus grande fréquence au cours de certaines épidémies ; elle est, en général, précoce. Dans une première phase, l'aspect est parfois celui d'une angine érythémato-pultacée ou à fausses mem-

(1) A l'hôpital de l'Institut Pasteur, nous n'avons jamais observé d'angine diphtérique chez les scarlatineux.

(2) Leçons cliniques sur les maladies des Enfants. Trad. Hendrix, 1885.

(3) *Bulletin Médical*, 13 mai 1903. — *Arch. de Méd. des Enfants*, décembre 1905.

(4) *Thèse de Paris*, mai 1908.

branes et le processus ulcéreux se trouve ainsi caché au début; puis, les amas pultacés ou les membranes se détachant, on voit une perte de substance, une ulcération humide et saignante. Mais, dans d'autres cas, dès le début, sans fausse membrane, la muqueuse s'infiltre en certains points et prend une couleur blanc grisâtre; d'après Méry et Hallé, la plaque grisâtre fait une légère saillie sur la muqueuse rouge environnante; d'après Gouget (1), la tache grisâtre est plutôt légèrement déprimée par rapport aux parties voisines. Les plaques grisâtres siègent sur les piliers antérieurs, la luette, le voile membraneux, quelquefois sur le côté de la mâchoire, derrière la dernière molaire; elles ont une forme arrondie ou ovalaire, ressemblent un peu à des plaques muqueuses ayant été cautérisées au nitrate d'argent. Un ou deux jours après son apparition, cette plaque nécrosée commence à se détacher et laisse une ulcération qui se creuse et se complète rapidement par la chute de toute la partie nécrosée; on voit alors une ulcération ovalaire, avec des bords taillés à pic et un fond grisâtre; ou une ulcération en bande assez longue, effilée à ses deux extrémités. Selon le siège des ulcérations sur le voile du palais, les amygdales, les piliers ou la luette, l'aspect est un peu différent. Très souvent, les lésions sont symétriques, à droite et à gauche. Les lésions ulcéreuses s'étendent assez souvent à la bouche, aux gencives (Langlais). Elles provoquent toujours une réaction ganglionnaire. Les symptômes fonctionnels sont très marqués; l'haleine est fétide, mais n'a jamais l'odeur spéciale à la gangrène (Méry et Hallé, Gouget.)

Le processus nécrotique de ces angines ulcéreuses est plus ou moins destructeur. Méry et Hallé ont décrit des formes légères et des formes graves; dans

(1) *Revue de Médecine*, 1910, p. 87.

celles-ci, il se produit souvent une perforation du voile du palais. La perforation a la forme ovalaire ou allongée en fente que présentait l'ulcération ; elle est unique ou double. Dans beaucoup de cas, le malade succombe assez rapidement avant que la perforation ait pu se combler : s'il survit, le sort ultérieur de la perforation est variable : elle peut persister (Guindesse) ou se cicatriser. Lereboullet (1), qui a vu cinq cas d'angine perforante ayant tous guéri, déclare avoir été surpris par la rapidité relative de la réparation.

Les angines ulcéreuses et perforantes s'observent surtout dans les formes graves de la scarlatine, dans certains milieux hospitaliers encombrés. Le pronostic est toujours très sérieux, bien que les statistiques indiquent, à cet égard, de notables différences, comme le montrent les chiffres suivants réunis par Gouget : Mortalité des angines ulcéreuses : 8 sur 13 (Méry et Hallé), 11 sur 15 (Langlais), 6 sur 14 (Girou), 0 sur 5 (Lereboullet), 0 sur 9 (Larrouy), 10 sur 24 (Gouget) ; mortalité en cas de perforation du voile : 6 sur 8 (Méry et Hallé), 4 sur 4 (Mme de Biehler), 0 sur 4 (Lereboullet), 4 sur 14 (Goodall), 1 sur 4 (Gouget).

Des recherches bactériologiques assez nombreuses ont été pratiquées pour ces cas d'angine ulcéro-perforante. En faisant des frottis, des cultures et des coupes, Gouget a vu sur les frottis des formes microbiennes variées, parmi lesquelles dominent presque toujours les coccus ; il n'a jamais trouvé de bacilles fusiformes et de spirilles. Les cultures lui ont presque toujours donné du streptocoque prédominant, sinon pur. Les coupes lui ont montré, comme à Méry et Hallé, de fins coccus, isolés ou par deux, prenant le Gram et l'on sait que, dans les coupes d'organes, le streptocoque se montre généralement à l'état de

(1) *Progrès Médical*, 8 février 1908.

diplocoque. Weill et Dufourt (1) ont trouvé, dans les cultures aérobies, des streptocoques, des staphylocoques, des bacilles diphtériques, ces derniers en très petite quantité; dans les cultures anaérobies, trois éléments : un streptocoque qui, inoculé sous la peau de l'oreille d'un lapin, a donné une plaque de nécrose locale; le bacillus radiiformis; un bacille ressemblant au perfringens.

L'angine gangréneuse survient secondairement chez un scarlatineux ayant une des formes d'angine que nous venons de décrire. C'est un processus surajouté et la gangrène atteint souvent, en même temps que la gorge, différents autres organes. Cette gangrène n'est pas très fréquente; on l'observe surtout dans les hôpitaux, chez les enfants, chez les sujets antérieurement déprimés par le surmenage et la misère. Après une première période d'angine intense, l'exsudat pharyngé prend l'aspect d'une bouillie gris noirâtre; les amygdales se creusent et des morceaux entiers peuvent se détacher; la gangrène gagne souvent la muqueuse des joues; l'haleine devient d'une fétidité horrible. Une adénopathie énorme accompagne toujours ces angines; le tissu cellulaire périganglionnaire peut se sphacéler, ce qui détermine des décollements très étendus. Les vaisseaux du cou s'ulcèrent parfois, et des hémorragies mortelles se produisent. L'atteinte de l'état général est toujours très profonde; cependant la mort n'est pas fatale. Dans un cas de Graves, un enfant guérit après avoir eu tous les muscles du cou comme disséqués par la gangrène, et alors qu'on avait vu les carotides primitives dénudées battre au fond de la plaie.

Les angines tardives surviennent dans le cours de la deuxième ou troisième semaine, alors que le scarlatineux était déjà apyrétique, presque convalescent;

(1) *Société de Pédiatrie*, 1912.

elles constituent un des éléments les plus importants du syndrome infectieux tardif, décrit par Roger, par son élève Girard. Ce syndrome s'observe dans environ 4 p. 100 des cas, à une date variant du douzième au trentième jour. La fièvre se rallume, 38°5, 39° ; la gorge présente des signes d'angine rouge ou pultacée, parfois d'amygdalite phlegmoneuse, ou encore d'angine à fausses membranes sans bacilles diphtériques (Marfan et Apert) : on a signalé quelques cas d'angine ulcéreuse. Les ganglions du cou sont gros et douloureux. Le syndrome tardif se borne parfois à cette reprise d'angine ; il peut aussi être plus complexe avec otite, érythèmes, arthropathies, albuminurie. Le mort est exceptionnelle ; cependant Girard a vu deux morts par broncho-pneumonie chez des enfants.

Toute autre est *l'angine pseudo-membraneuse tardive et diphtérique*, l'association scarlatine-diphtérie ; il s'agit alors d'une maladie nouvelle entée sur la première (Sanné) avec une fréquence particulière par suite de l'attraction réciproque de ces deux empoisonnements (Rilliet et Barthez). Les angines diphtériques tardives étaient surtout fréquentes autrefois dans les hôpitaux d'enfants « où la diphtérie est pour ainsi dire toujours en puissance » (Trousseau) ; elles sont devenues plus rares depuis que les malades contagieux sont mieux isolés. A l'hôpital Pasteur, nous n'en avons pas observé un seul cas ; à l'hôpital Claude-Bernard, en 1908, Gouget a noté l'absence constante de la diphtérie dans les angines pseudo-membraneuses secondaires ; à ce même hôpital, dans les années précédentes, Roger n'avait eu que 4 cas de diphtérie sur 2.213 scarlatineux et Dufour n'en avait relevé aucun cas sur 375 malades. La diphtérie scarlatineuse n'est fréquente que lorsque règne une épidémie de diphtérie ; ainsi, dans le même service des Enfants-Malades où Marfan et Apert n'en avaient eu aucun cas, Variot et Roy (1), six ans plus tard, au moment d'une grave épidémie de diphtérie, en ont observé 21 cas sur 339 scarlatineux.

Les symptômes de l'angine diphtérique survenant à la convalescence sont ceux d'une diphtérie grave, presque toujours d'une strepto-diphtérie (Sevestre et Martin), ce qui s'explique parce que la diphtérie atteint des malades qui viennent d'avoir une maladie infectieuse où le streptocoque joue un rôle important. Les fausses membranes, grisâtres, sont rapidement envahissantes; les fosses nasales sont presque toujours atteintes, mais le larynx rarement touché (Sevestre et Martin), peut-être parce que la mort survient assez vite. On a cependant signalé quelques cas de laryngite diphtérique consécutive à l'angine (Graves); Delfosse et Sabblé (2) ont vu un cas d'accidents laryngés primitifs de nature diphtérique, qui guérirent après tubage.

Le pronostic de cette angine diphtérique tardive est extrêmement grave; le malade a un teint pâle, plombé, des ganglions sous-maxillaires et cervicaux énormes; le pouls est petit, rapide et la mort survient avec les symptômes habituels de l'intoxication diphtérique. Trousseau n'avait vu guérir qu'un malade; dans une statistique de Bourges, sept malades sur dix ont guéri, mais cette série heureuse ne doit pas faire oublier la gravité extrême de ces cas.

En terminant cette étude des angines de la scarlatine, il faut noter que les angines tiennent sous leur dépendance immédiate plusieurs autres complications : les adénites cervicales, les bubons scarlatineux sont souvent la conséquence de l'infection pharyngée; la rhinite purulente est fréquemment associée aux angines graves; l'otite n'est qu'une extension de l'in-

(1) *Soc. méd. des Hôp. de Paris*, 1902.
(2) *La Pédiatrie pratique*, 15 octobre 1908.

flammation naso-pharyngée. On admet aussi une certaine relation entre les angines intenses et les néphrites.

L'importance de l'examen de la gorge chez les scarlatineux doit donc être encore une fois mise en évidence. Willan a même décrit une scarlatine angineuse dans laquelle l'angine constitue presque toute la symptomatologie, l'érythème étant minime; Guérétin (1) observa cette forme dans l'Anjou en 1841 : la gorge des malades était presque toujours tapissée de fausses membranes, souvent les amygdales étaient déchiquetées par la gangrène et cependant l'éruption cutanée était mal caractérisée, la rougeur ordinairement fugace. Gübler a décrit les scarlatines angineuses avec éruption légère et fugace sous le nom de *scarlatinæ sine scarlatinis.*

Abcès rétro-pharyngiens.

Cette complication est fort rare; cependant, sur 144 cas d'abcès rétro-pharyngiens observés à l'hôpital des Enfants-Malades de Pesth, Bokai en a trouvé 7 d'origine scarlatineuse.

Sanné a vu un abcès rétro-pharyngien chez un scarlatineux atteint en même temps de néphrite suppurée avec albuminurie et anasarque.

Gastro-entérites.

Nous avons vu que des symptômes gastro-intestinaux marquent très souvent le début de la scarlatine. On a supposé qu'ils traduisaient un énanthème du tube digestif, que la muqueuse de l'estomac et de

(1) Guérétin, Mémoire sur une épidémie d'angine scarlatineuse observée dans le canton du Lion d'Angers pendant l'année 1841. *Arch. gén. de Méd.*, 1842, t. XIV.

l'intestin pouvait présenter la même tuméfaction rouge que celle du pharynx ; on a également attribué ces symptômes à une fluxion glandulaire due au germe de la scarlatine ou à ses toxines, à une irritation de l'intestin par les poisons de la scarlatine. Baur (1) admet plutôt une action élective du germe scarlatin sur le tissu lymphoïde, sur le système lymphatique intestinal.

Quelle que soit la pathogénie des phénomènes gastro-intestinaux, on voit parfois des cas de scarlatine où ils sont au premier plan. Picot (2) décrit une *forme intestinale* avec diarrhée intense et même une *forme algide* dans laquelle la mort est amenée par l'algidité après une diarrhée incoercible.

Nous en avons observé un cas, avec notre maître Veillon, à l'hôpital de l'Institut Pasteur : un jeune homme de vingt ans entre à l'hôpital le 10 février 1907, au neuvième jour de la scarlatine. A notre premier examen, il présente l'aspect d'un malade ayant une perforation intestinale : température basse, pouls petit et rapide, facies grippé, yeux excavés, légère tendance à la cyanose. Le ventre est un peu douloureux partout ; vomissements abondants, muqueux et bilieux. La gorge est rouge, les deux amygdales grosses sans fausses membranes, la langue sèche. On remarque, avec un exanthème de scarlatine, des taches purpuriques aux fesses et aux membres inférieurs. Les jours suivants, le malade n'a plus de vomissements, mais une diarrhée fétide, rougeâtre ; la température est à 36°2, 36°4 ; le purpura s'étend, apparaît aux genoux, aux oreilles. Le 14 février, albumine dans les urines ; les 15 et 16 février, algidité, cyanose ; le ventre est très rétracté ; l'intelligence est conservée et notre pauvre malade sent qu'il va mou-

(1) *Thèse de Lyon*. Nov. 1908.
(2) Art. Scarlatine. *Dict. de méd. et de chir. pratiques*, 1882.

rir. Le 17, vomissements bilieux, selles très fréquentes ayant l'aspect des selles dysentériques; les yeux sont cernés, l'aspect cadavérique ; dans la nuit du 17 au 18, après avoir encore beaucoup vomi, le malade délire pendant quelques heures ; puis il entre en

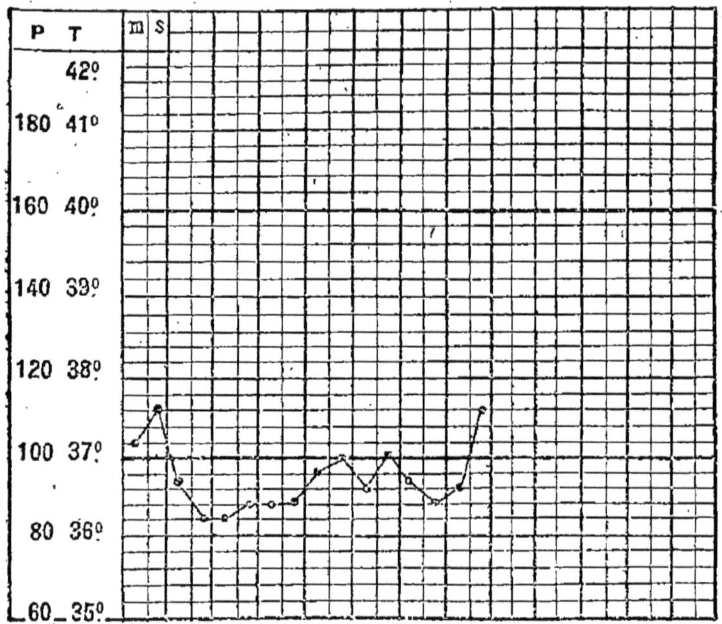

Figure 11.

agonie, se cyanose de plus en plus et meurt à six heures.

On signale aussi de la diarrhée à la période de desquamation ; c'est parfois un catarrhe intestinal à évacuations profuses ou une émission de selles dysentériques, sanguinolentes, accompagnées d'un ténesme très douloureux. Ces diarrhées de la convalescence seraient plus communes chez les sujets atteints antérieurement de diarrhées chroniques, les tuberculeux notamment et dans les scarlatines secondaires à la rougeole. Dans d'autres cas, les diarrhées de la convalescence s'observent en même temps que l'anasarque ou que d'autres complications.

Appendicite.

C'est Kauffmann qui, dans sa thèse (1), a beaucoup insisté sur les lésions fréquentes de l'appendice et sur la possibilité d'appendicite au cours de la scarlatine. Il a retrouvé quelques observations où déjà cette complication avait été soupçonnée ; Stedman, par exemple, en 1876, avait vu une typhlite survenir au 7e jour d'une scarlatine ; le malade étant mort, on trouva, à l'autopsie, du pus dans le péritoine. Simonin avait montré, en 1901, la fréquence des réactions appendiculaires au cours de diverses maladies infectieuses, dont la scarlatine.

Il n'est pas surprenant que l'appendice soit touché, puisque c'est un organe essentiellement lymphatique, et l'on sait que la scarlatine touche particulièrement le tissu lymphoïde. D'après Kauffmann, on trouve toujours des lésions de l'appendice aux autopsies de scarlatineux ; l'appendice est plus vascularisé, sa muqueuse dépolie, recouverte de muco-pus ; les ganglions du méso-appendice sont augmentés de volume. Au microscope : hypertrophie du tissu lymphoïde de la muqueuse ; adéno-lymphangite ; ganglions en réaction inflammatoire.

Au point de vue clinique, Kauffmann croit pouvoir rattacher les vomissements du début à la fluxion appendiculaire. Il a constaté aussi, souvent, dans les scarlatines malignes, des réactions abdominales (douleur au point de Mac Burney, météorisme, constipation ou diarrhée) qui dépendraient de lésions appendiculaires. Ce qui est plus intéressant, c'est l'apparition,

(1) L'appendice dans la scarlatine. *Thèse de Paris*, mai 1908.

au cours d'une scarlatine, soit en période fébrile, soit en période de desquamation, d'un syndrome net d'appendicite avec une quelconque des formes cliniques habituelles : réaction minime (appendicite catarrhale latente de Simonin), colique appendiculaire ; appendice perforé avec péritonite enkystée ; sphacèle de l'appendice avec péritonite généralisée. Quelquefois, on a vu une crise d'appendicite survenir quelques semaines après une scarlatine ; Kauffmann suppose qu'une légère atteinte de l'appendice au moment de la fièvre éruptive a pu préparer le terrain sur lequel s'est développée, un peu plus tard, la crise d'appendicite. Dans une communication à la Société de Pédiatrie de Paris (1), Veau indique la scarlatine comme pouvant être la cause d'appendicite aiguë, grave d'emblée ; ces faits sont relativement rares mais doivent engager le médecin à toujours surveiller l'appendice ; on retrouve aussi quelquefois la scarlatine à l'origine d'une appendicite chronique.

Gouget ne partage pas l'opinion de Kauffmann sur la fréquence des lésions appendiculaires ; examinant avec soin l'appendice à toutes les autopsies de scarlatineux, il n'a jamais observé aucune altération appréciable. Pour Teissier et Duvoir, l'atteinte, au moins légère, de l'appendice par le virus scarlatin existe souvent, mais sous forme de congestion peu intense.

Péritoine.

On peut constater, chez les scarlatineux atteints de néphrite avec anasarque, des signes d'hydropisie dans la cavité abdominale ; c'est l'ascite qui augmente et rétrocède en même temps que les œdèmes sous-cutanés, en même temps que l'hydrothorax.

(1) Séance du 17 décembre 1907.

Dans la scarlatine puerpérale, surviennent quelquefois des complications péritonéales apparaissant plusieurs jours après l'éruption ; la péritonite occupe une plus large place dans la scarlatine puerpérale que dans la scarlatine primitive, en raison de la prédisposition qui pèse sur les organes génitaux (Sanné).

Pour ce qui est de la scarlatine primitive, la péritonite est une des plus rares parmi les complications portant sur les séreuses; d'après Sanné, elle n'a jamais une grande acuité, elle est remarquable par l'abondance de l'épanchement et par le peu d'importance des autres produits inflammatoires. Picot ne fait aussi qu'une courte mention de la péritonite scarlatineuse.

En 1888, Breton (1) a réuni les quelques observations publiées à cette époque, en y ajoutant deux cas personnels. Cliniquement, on a tout le tableau d'une péritonite aiguë, sauf la constipation, le malade ayant, au contraire, plutôt de la diarrhée. Comme pathogénie, Breton admet qu'il existe d'abord des lésions intestinales, congestion, ulcérations de la muqueuse, celles-ci aboutissant à la péritonite. Londe (2) signale aussi, dans un article récent, les péritonites aiguës consécutives aux ulcérations aiguës des maladies infectieuses (erysipèle, scarlatine, variole).

En 1910, Touraine et Fenestre (3) ont décrit une péritonite précoce apparaissant dès la période éruptive et régressant alors que s'efface l'exanthème. Dans leur observation, il s'agissait d'un garçon de quatorze ans opéré d'appendicite et contractant la scarlatine seize jours après l'intervention ; en même temps que l'éruption, le malade a tous les signes d'une péri-

(1) Breton, Essai sur la péritonite scarlatineuse. *Thèse de Paris*, mai 1888.

(2) Article Péritonites aiguës. *Nouveau Traité de Médecine*. Fascicule XV, 1923.

(3) *Tribune Médicale*, n° 27, 1910.

tonite aiguë (vomissements, constipation, météorisme) et cette péritonite sans épanchement disparut très rapidement. On pourrait supposer qu'il s'est produit un énanthème péritonéal, localisation provoquée, dans le cas de Touraine et Fenestre, par des lésions antérieures récentes du péritoine. Cette péritonite précoce aurait un pronostic bien meilleur que la péritonite survenant plus tardivement. Mais Teissier et Meaux-Saint-Marc ont vu des péritonites précoces évoluant rapidement vers la mort ; à l'autopsie, péritonite fibrino-purulente diffuse ; à l'examen bactériologique, streptocoque. N'oublions pas la possibilité de péritonites d'origine appendiculaire, dont nous avons déjà parlé en signalant les travaux de Kauffmann.

En somme, l'étude des péritonites scarlatineuses n'est pas encore très bien mise au point. On y groupe des faits assez dissemblables. Dans une observation récente de Dunham (1) c'était un enfant qui, au 14e jour de la scarlatine, présenta des signes de péritonite : ventre tendu, défense musculaire surtout à droite. On pense à une appendicite et on opère : l'appendice était sain, les organes abdominaux n'avaient pas de lésion apparente ; dans le péritoine un pus fluide dans lequel l'examen bactériologique montra la présence du streptocoque. L'enfant guérit.

Foie et voies biliaires.

Nous avons déjà vu que, dans la scarlatine d'intensité moyenne, on pouvait, par un examen minutieux du malade, déceler une légère atteinte du foie. Roger et Garnier (2) ont étudié le foie dans la scarlatine ; on le trouve, aux autopsies, plus gros, de couleur pâle,

(1) *Amer. j. of. dis.. of Children*, septembre 1921. Analysé dans les *Archives de Médecine des Enfants*, mars 1923, p. 187.

(2) *Revue de Médecine*, 1900, p. 262.

souvent marbré de rouge ou de violet, avec des taches blanches à sa surface. Au microscope : afflux leucocytaire vers l'espace porte, autour du lobule; dégénérescences cellulaires, surtout graisseuse. Ce sont les scarlatines à marche suraiguë qui provoquent les dégénérescences les plus profondes et les plus étendues; on trouve parfois une quantité de graisse presque triple de celle qui existe à l'état normal.

La thèse de Bénard (1) contient des documents cliniques et anatomo-pathologiques nombreux sur cette question. Très souvent, le foie est augmenté de volume, douloureux au palper dès le début de la scarlatine et ces signes persistent pendant une quinzaine de jours. Quelques cas d'ictère franc ont été publiés; la jaunisse survient avant l'éruption, dès le début de la période éruptive ou pendant la desquamation.

Bénard a poussé plus loin l'étude des fonctions hépatiques en recherchant le passage de la bile dans le sang et dans les urines. La présence de la bile dans le sang (cholémie) est assez fréquente; c'est une cholémie précoce, légère et fugace. Les urines contiennent très rarement des pigments biliaires (la réaction de Gmelin n'a été positive que sept fois sur 3.500 cas), mais souvent de l'urobiline. La fonction uréogénique et la fonction glycogénique du foie paraissent peu troublées; chez les scarlatineux à foie gros et douloureux, à teinte subictérique, l'élimination du bleu de méthylène injecté sous la peau se fait d'une manière intermittente.

Aux autopsies des scarlatineux, on trouve le foie congestionné avec des infiltrations leucocytaires, des lésions de dégénérescence cellulaire; il existe parfois un début d'hépatite interstitielle.

En somme, les véritables complications hépatiques sont exceptionnelles. Barlow a cité un cas de mort

(1) Le foie scarlatineux. *Thèse de Paris*, 1910.

par ictère grave; Roger (1) en signale également un.

Les voies biliaires extra-hépatiques sont quelquefois atteintes; Gouget et Dujarier (2) ont observé, chez une fillette de huit ans, une hydropisie de la vésicule biliaire, ayant nécessité la cholécystostomie; l'enfant guérit. A propos de ce fait, ils ont recherché, dans la littérature médicale, tout ce qui avait été publié et ont trouvé quatre cas d'hydropisie de la vésicule biliaire, deux cas de cholécystite et deux d'ictère avec distension de la vésicule, par conséquent diverses modalités de l'infection des voies biliaires.

Pancréatite.

Signalée par Pacchioni en 1900, la pancréatite a été surtout étudiée par Tixier et Troisier (3). A la période aiguë de la scarlatine, on observe parfois quelques symptômes pouvant être rattachés à une inflammation du pancréas : douleurs épigastriques, avec paroxysmes, ceux-ci donnant lieu à des plaintes ou même à des cris; selles abondantes, liquides, mal digérées, amaigrissement rapide. Chez d'autres malades, c'est à la convalescence que surviennent quelques signes d'insuffisance pancréatique, en particulier des selles abondantes, une intolérance absolue pour les matières grasses, de l'amaigrissement.

Aux autopsies, Tixier et Troisier ont quelquefois trouvé le pancréas tuméfié ou même très augmenté de volume. Au microscope, ils ont constaté des lésions interstitielles et parenchymateuses, l'acinus pancréatique étant plus souvent et plus profondément atteint que l'îlot de Langerhans.

(1) *Revue de Médecine*, 1899, p. 271.

(2) Les complications vésiculaires de la scarlatine. *Soc. Méd. des Hôp. de Paris*, 23 juillet 1909.

(3) *Arch. de Méd. des Enfants*, mai 1912.

II. — APPAREIL RESPIRATOIRE

Jusqu'à ces dernières années, les traités classiques ne signalaient pas les complications de la scarlatine portant sur l'appareil respiratoire ou n'en faisaient qu'une très brève mention. J'ai entendu le Professeur Hutinel, et Toupance (1) l'a entendu aussi, raconter que, lors d'un concours d'internat, les juges reprochèrent à quelques candidats d'avoir cité la broncho-pneumonie comme complication de la scarlatine; ces candidats avaient été externes dans le service des scarlatineux à l'Hôpital des Enfants Malades et y avaient vu des enfants mourir de broncho-pneumonie. Il est bien certain, qu'en dehors des rhinites, les complications respiratoires sont rares, mais elles sont moins exceptionnelles qu'on ne l'a prétendu pendant longtemps.

Rhinite.

La rhinite purulente est très fréquemment associée aux angines graves. Dans sa forme la plus intense, elle donne au malade un aspect très particulier : l'entrée des fosses nasales est encombrée de croûtes, un muco-pus jaunâtre s'écoule continuellement par le nez, irritant les lèvres et les joues; la bouche est entr'ouverte, laissant couler aussi du mucus visqueux; la langue est sèche ; le malade a de la dyspnée; il tombe dans une prostration comateuse qui parfois se prolonge quelques jours ; puis il se cyanose et finit par succomber. Le pronostic de ces rhinites purulentes est très grave; sur 39 observations, Chausserie-Laprée (2) compte 18 morts.

(1) *Thèse de Paris*, 1915.
(2) *Thèse de Paris*, octobre 1900.

Parfois, l'infection étant moins profonde, le malade survit et la rhinite purulente peut être suivie de sinusites ethmoïdale, frontale ou maxillaire avec empyèmes de ces cavités. Lange (1), Killian (2), en ont relaté plusieurs cas. Preysing a étudié aussi les sinusites ethmoïdale et frontale qui peuvent se compliquer de phlegmon de l'orbite (3).

Laryngite.

La scarlatine n'aime pas le larynx, disait Trousseau et cet adage est devenu classique. Cependant, dès 1867, Bleynie relatait plusieurs cas de laryngite scarlatineuse. On peut observer soit une laryngite légère se manifestant seulement par de l'enrouement (Paisseau, de Saint-Paul); soit une laryngite grave (Hutinel, Paisseau, Notin) avec dyspnée, tirage et pouvant aboutir à la terminaison fatale. A l'autopsie, la muqueuse du larynx est grisâtre, avec des follicules saillants, des ulcérations; Notin a vu une infiltration purulente du larynx avec deux foyers de suppuration en dedans du cartilage thyroïde. Dans ces laryngites graves, on a trouvé plusieurs fois du streptocoque.

Voici encore deux observations de Gouget qui sont deux cas mortels de laryngite : une enfant de quatre ans présenta une respiration rauque avec accès répétés de suffocation et à l'autopsie on ne trouva qu'un peu de pus dans quelques bronchioles; l'autre cas était un croup diphtérique. A ce propos, Gouget rappelle six trachéotomies faites par Klose pour des croups scarlatineux sans diphtérie et il conclut que l'atteinte des voies respiratoires supérieures dans la scarlatine paraît un peu moins exceptionnelle qu'on ne l'a dit.

(1) *Méd. Klin.*, 19 août 1906.

(2) *Zeitsch. f. Ohrenheil*, 1908, et *Semaine médicale*, 2 décembre 1908.

(3) Teissier et Duvoir, *Soc. Méd. des Hôp. de Paris*, 23 juillet 1909.

Bronchite et broncho-pneumonie.

La bronchite est rare (1,5 p. 100 d'après la statistique de Gouget; 6 p. 100 d'après de Rochely); mais parfois l'infection bronchique est plus virulente, plus profonde et c'est alors une broncho-pneumonie. Hamilton en 1832, Barrier en 1845 avaient signalé l'inflammation lobulaire dans la scarlatine, puis on n'en parla plus pendant longtemps. Le travail déjà cité de Toupance, la thèse de Besse (1) contiennent, avec des observations personnelles, tout ce qui a été écrit antérieurement sur ce chapitre par Brissot, Apert, Roger, de Rochely, Barthélemy, de Saint-Paul, Pradelle, Gouget. La bibliographie des broncho-pneumonies scarlatineuses est donc importante.

Comme fréquence, de Rochely indique 1,11 pour 100; Gouget 2,48. Sur 43 autopsies de scarlatineux, Comby (2) a trouvé sept fois de la broncho-pneumonie.

On s'accorde à reconnaître que cette complication survient surtout dans les hôpitaux d'enfants, chez les sujets jeunes (de 1 à 8 ans), d'autant plus fréquemment qu'ils présentent des lésions chroniques du pharynx ou des bronches. Méry et Hallé, Girard ont montré que les angines ulcéreuses et certaines angines tardives pouvaient déterminer cette complication broncho-pulmonaire.

La broncho-pneumonie survient à toutes les périodes de la maladie. Au point de vue clinique, les symptômes sont habituellement discrets, perdus dans le tableau d'une scarlatine grave. Le pronostic est sombre, la mortalité atteignant 50 p. 100 d'après Pradelle (3).

(1) *Thèse de Paris*, 1915.
(2) *Soc. méd. des Hôp. de Paris*, 1897, p. 278.
(3) Pradelle, *Thèse de Lyon*, décembre 1905.

Pneumonie.

Mlle Orlisse a donné, dans sa thèse (1), une excellente étude de la pneumonie complication de la scarlatine ; cette thèse avait été faite dans le service du Professeur Hutinel qui a écrit un important mémoire sur la *pneumo-scarlatine* (2).

La pneumonie, très rare (à peine 1 p. 100), s'observe chez les enfants plus souvent que chez les adultes et surtout quand la scarlatine succède à une autre affection à complications pulmonaires (rougeole, coqueluche, diphtérie). Le pneumocoque détermine alors une pneumonie de forme congestive, plutôt qu'hépatisante, siégeant de préférence au sommet ; on note l'association fréquente avec la pleurésie dont la pneumonie constitue, pour Teissier, un stade initial obligatoire.

La pneumonie peut survenir dès la période d'invasion, masquant la scarlatine, comme dans le pneumotyphus ; elle peut apparaître à la période d'éruption ou pendant la convalescence. Quand une pleurésie succède à la pneumonie, on observe soit une pleurésie séro-fibrineuse, soit une pleurésie purulente à pneumocoques ou à streptocoques. Dans ce dernier cas, la scarlatine revient donc donner sa note à la complication pleurale de l'infection pneumococcique.

Le pronostic de la pneumonie des scarlatineux est grave ; Mlle Orlisse indique chez les enfants une mortalité de 60 p. 100, chiffre très supérieur à celui de la mortalité des pneumonies infantiles. L'influence de la pneumonie sur la marche de la scarlatine est peu marquée ; Hutinel signale seulement une particularité curieuse : il a vu trois fois la scarlatine, compliquée

(1) *Thèse de Paris*, 1913.

(2) Hutinel, La pneumo-scarlatine, *Arch. de Méd. des Enfants*, février 1916.

de pneumonie, récidiver. Après 40, 63, 72 jours, la fièvre s'est rallumée, une nouvelle éruption scarlatineuse est apparue, avec angine, langue framboisée et ensuite desquamation. L'association scarlatine-pneumonie modifie donc les réactions de l'organisme, brise son effort vers l'immunisation et rend possible une réinfection (Hutinel).

Pleurésies.

La pleurésie complique très exceptionnellement la scarlatine. Sur 2.500 cas, Teissier et Duvoir (1) n'ont vu que trois pleurésies; mais leurs malades étaient des adultes et, chez les enfants, les pleurésies sont un peu moins rares; elles l'étaient surtout moins autrefois quand, dans les hôpitaux, les petits malades avaient en même temps ou successivement la rougeole, la coqueluche, la diphtérie et la scarlatine.

On peut constater chez les enfants des pleurésies à la suite de foyers pneumoniques ou broncho-pneumoniques; ce sont alors souvent des pleurésies purulentes, presque toujours à streptocoques, même quand la pleurésie succède à une pneumonie. Rogery (2), sur 674 enfants atteints de scarlatine, a vu une pleurésie séro-fibrineuse qui a guéri et trois pleurésies purulentes, avec deux décès et une guérison après empyème.

Chez les adultes, la pleurésie peut être séro-fibrineuse ou purulente. Dans le premier cas, le pronostic est bénin; pour la pleurésie purulente à streptocoques, on fera toujours un pronostic très réservé, la mort étant fréquente, même après l'opération de l'empyème; on cite quelques cas de pleurésie purulente interlobaire.

(1) Pleurésies au cours de la scarlatine chez l'adulte. *Soc. méd. des Hôp.*, 19 mars 1909.

(2) *Thèse de Paris*, juillet 1908.

Simonin (1) a vu trois fois, sur 428 cas, survenir des complications pleurales ; c'étaient deux pleurésies purulentes streptococciques (les deux malades succombèrent malgré l'empyème) et une pleurésie purulente à pneumocoques (complication terminale d'une hépatisation grise). Les trois pleurétiques de Teissier et Duvoir eurent, au contraire, une forme bénigne de pleurésie : il s'agissait deux fois d'une pleurésie séro-fibrineuse précoce dans la période aiguë d'une scarlatine régulière ; le troisième cas était une pleurésie séro-purulente avec polynucléose au cours d'un syndrome infectieux tardif ; dans les trois cas, la pleurésie fut précédée d'une congestion pleuro-pulmonaire ; ces trois malades guérirent.

Une autre question se pose à propos des complications respiratoires de la scarlatine : celle de la tuberculisation consécutive à cette fièvre éruptive. Elle sera étudiée plus loin.

III. — REINS ET CAPSULES SURRÉNALES

Néphrites.

L'étude des néphrites scarlatineuses présente non seulement une grande importance clinique, mais encore un intérêt historique et anatomique. En effet, c'est à propos de la scarlatine que furent établis les rapports entre l'anasarque et les urines albumineuses ; c'est la néphrite scarlatineuse qui a fourni aux anatomo-pathologistes l'étude de la néphrite aiguë.

Sennert décrivit le premier, au XVIIe siècle, les œdèmes généralisés, l'anasarque des scarlatineux, mais c'est seulement en 1812 que Wills et Blackall remarquèrent que l'urine était coagulable chez les scarlatineux et notèrent la coïncidence habituelle de

(1) *Soc. méd. des Hôpitaux*, 26 mars 1909.

l'albuminurie et de l'anasarque. Quelques années plus tard, en 1824, Fischer démontra les rapports de l'albuminurie et de l'anasarque avec les altérations du tissu rénal. Vinrent ensuite de nombreux travaux sur les lésions macroscopiques et microscopiques des reins, sur la pathogénie de ces lésions; des études chimiques et toutes les recherches faites depuis vingt-cinq ans sur l'état des fonctions rénales quand ces organes sont malades.

Ce qui complique la question, c'est qu'il n'y a pas, pour le clinicien, une, mais des néphrites scarlatineuses, qu'on ne peut guère comparer une albuminurie de quelques jours sans autres symptômes d'ordre rénal à une albuminurie s'accompagnant d'œdème généralisé ou d'accidents urémiques; et cependant il semble bien établi aujourd'hui que, dans l'un comme dans l'autre cas, ce soit toujours une néphrite aiguë, mais avec une très grande différence de degré.

De toutes les fièvres éruptives, la scarlatine est celle qui a sur les reins l'action la plus nocive. La néphrite est-elle constante dans la scarlatine? Gübler l'a prétendu; il n'a jamais vu l'albumine manquer absolument dans l'urine d'un scarlatineux durant la période éruptive; l'albumine est parfois en quantité si minime qu'elle se réduit à une légère opalescence, pouvant échapper à l'observation. D'après M. Sée, l'urine des scarlatineux contient de l'albumine dans plus de la moitié des cas. Mais Sanné, examinant les scarlatineux du service de Barthez (service d'enfants), signale que l'albuminurie manque presque toujours pendant les périodes d'invasion et d'éruption et que, si elle survient, c'est à la période de desquamation. Dans une épidémie, on cite 80 p. 100 de cas s'accompagnant d'albuminurie, dans une autre 4 p. 100. Gouget a trouvé, sur ses 858 observations, 138 cas d'albuminurie précoce, 132 d'albuminurie secondaire, au total 270 cas (31,4 p. 100). En compulsant 45 statistiques de divers pays, Gouget donne comme fréquence moyenne de la néphrite dans la scarlatine 11,67 p. 100, les chiffres extrêmes étant 0,27 et 90; on a vu, dans le même service, la fréquence varier de 5 à 50 p. 100 suivant les épidémies, de 9 à 40 p. 100 d'un semestre à l'autre. La néphrite paraît plus fréquente en Allemagne, Autriche, Danemark, Norvège, Russie qu'en France et en Angleterre.

Toutes les formes cliniques de la scarlatine peuvent se compliquer de néphrite. Les formes graves, très hyperthermiques, les formes très angineuses s'accompagnent souvent d'albuminurie; mais celle-ci peut également se rencontrer dans les formes légères, dans les scarlatinettes de H. Roger; la néphrite de la convalescence apparaît souvent lorsque le diagnostic de scarlatine n'a pas été fait, quand le malade n'a pris aucune précaution pour éviter les accidents rénaux (Hutinel et Martin). Beaucoup d'observations ont été rapportées de malades qui présentent tout à coup des œdèmes, de l'oligurie, des accidents parfois immédiatement graves ; en les interrogeant, on apprend qu'ils ont eu, peu de temps auparavant, un malaise fébrile avec mal de gorge et qu'ils ne se sont pas soignés. Aubry (1) a fort justement insisté sur ces faits.

Pour Lesage et Pougaud (2) l'albuminurie au déclin de la scarlatine est dans beaucoup de cas d'origine diphtérique et on pourrait la rendre beaucoup plus rare en pratiquant des injections préventives de sérum antidiphtérique. Cette théorie n'a pas été confirmée.

Deux circonstances paraissent bien avoir une

(1) Scarlatines frustes et scarlatines méconnues, *Gaz. Méd. de Nantes*, 1907.

(2) *Thèse de Paris*, 1910.

influence très importante sur l'apparition des néphrites scarlatineuses : le refroidissement et les écarts de régime. Le refroidissement, invoqué par les médecins de jadis, un peu trop oublié par les premiers bactériologistes, doit être signalé comme ayant une influence très fâcheuse sur les reins fragiles des convalescents de scarlatine. Hutinel (1) démontrait encore récemment le rôle du refroidissement dans l'étiologie de la néphrite scarlatineuse tardive; le refroidissement exerce une action sur les vaisseaux cutanés, modifie la circulation et les échanges nutritifs des organes profonds. Dans l'hiver de 1909-1910, les néphrites étaient particulièrement fréquentes au pavillon de la scarlatine, hôpital des des Enfants-Malades; Hutinel les a fait disparaître en poussant le chauffage, en éloignant les lits des murs glacés, en les rapprochant des poêles. L'action du régime est aussi très importante; le rein des scarlatineux, modifié dans sa circulation, sa structure et sa résistance, devient plus vulnérable; un excès de chlorure de sodium, l'ingestion d'une viande faisandée peuvent bloquer ce rein. Hutinel cite le cas d'un enfant qui avait présenté une éruption légère et fugace; malgré les recommandations faites pour le régime, on lui fit manger du gibier faisandé; le lendemain, anurie totale qui persista et détermina, le cinquième jour, des accidents urémiques; une néphrotomie fut pratiquée; l'enfant mourut deux jours plus tard. L'influence de la station verticale et de la fatigue doit aussi être connue; des convalescents qui se lèvent trop tôt peuvent présenter à ce moment de l'albuminurie. Dans une même famille, on voit parfois plusieurs scarlatineux avoir tous de l'albuminurie et on peut alors supposer que

(1) Les différents aspects des néphrites scarlatineuses. Influence des soins et du régime. *Le Monde Médical*, 15 août 1922.

les membres de cette famille ont une certaine débilité rénale.

Est-ce le virus scarlatin qui détermine les altérations rénales? Est-ce un germe d'infection secondaire? Le streptocoque, d'après plusieurs auteurs, jouerait le principal rôle. Weill n'admet pas cette théorie et soutient la spécificité étiologique de la néphrite scarlatineuse; c'est une localisation de la scarlatine au même titre que la paralysie diphtérique, attribuée à la toxine diphtérique, que l'orchite des oreillons provoquée par le virus ourlien. Dans cette conception de Weill, l'albuminurie simple du début est une manifestation banale, comme il en survient dans les maladies infectieuses; la néphrite seule a une individualité nosologique. Hutinel donne une autre explication : le virus de la scarlatine a une prédilection pour le rein, et il atteint cet organe d'une façon plus ou moins évidente dès le début de la maladie; la lésion passagère du rein au début sensibilise l'organe, diminue sa résistance et le prépare à subir les effets d'une infection ultérieure qui se produit au moment où, dans la convalescence, se réveillent tout à coup les angines, les otites, les adénites et où apparaît le rhumatisme scarlatineux. Avec cette théorie, on comprend très bien la chronologie des accidents rénaux qui surviennent dans la scarlatine.

Il faut distinguer en effet la néphrite précoce et la néphrite tardive, l'une comme l'autre pouvant être une néphrite albumineuse simple ou une néphrite avec hydropisie et accidents urémiques. Mais la néphrite du type hydropigène ou urémigène est beaucoup plus fréquente à la période tardive qu'au début.

La *néphrite précoce* est décrite par beaucoup d'auteurs sous le terme d'albuminurie; il paraît préférable de remonter du symptôme à la lésion et de dire néphrite précoce, puisqu'on admet aujourd'hui que les albuminuries des maladies infectieuses traduisent toujours une lésion rénale. Cette néphrite précoce est plus ou moins fréquente selon les épidémies, mais elle n'est pas constante comme l'ont prétendu certains auteurs; on l'observe plus souvent chez les adultes que chez les enfants, plus souvent dans les scarlatines graves que dans les scarlatines bénignes.

Dans la plupart des cas, la néphrite précoce ne donne, en dehors de l'examen des urines, aucun symptôme; il n'y a pas d'œdèmes, pas d'accidents d'ordre urémique. C'est seulement l'étude des urines qui peut révéler l'altération rénale : les urines sont peu abondantes, de coloration foncée, de densité élevée; on y constate de l'albumine en faible quantité (0 gr. 10 à 0 gr. 50 par litre), albumine non rétractile, qui est surtout une globuline, parfois un mélange de sérine et de globuline. En faisant une analyse complète des urines, en comparant l'ingestion et l'élimination des albuminoïdes et du chlorure de sodium, on remarque, dans quelques cas, un léger trouble du fonctionnement rénal.

D'après Nobécourt et Merklen (1), l'urée excrétée est, d'une façon générale, subordonnée aux quantités d'albumine ingérée; l'élimination des chlorures est habituellement régulière chez les malades mis au régime lacté; pour d'autres auteurs, il y a une certaine rétention de matières azotées et de chlorure de sodium, jusqu'au moment où se fait une crise polyurique avec décharge d'urée et de chlorure.

L'albuminurie du début de la scarlatine dure trois ou quatre jours, parfois un peu plus; elle disparaît souvent avec la fièvre. Mais il peut arriver que les accidents rénaux précoces soient plus marqués : le

(1) *Société de Pédiatrie*, décembre 1907 et juin 1908.

malade a des douleurs lombaires, de l'apathie cérébrale, presque de la somnolence et l'urine devient plus rare. Ces cas peuvent guérir ou s'aggraver ; s'ils guérissent, la diurèse augmente et l'albuminurie diminue. S'ils s'aggravent, une hématurie peut survenir, puis le malade a de l'anurie ; la néphrite du début prend même parfois le type de néphrite suraiguë avec anurie complète, le malade entre dans le coma et meurt, souvent en pleine éruption. Ces néphrites suraiguës du début sont exceptionnelles ; cependant Hutinel et Martin. qui en ont observé plusieurs cas, pensent que, dans certaines épidémies, elles peuvent être relativement fréquentes et expliquer la malignité de ces épidémies.

La symptomatologie des *néphrites tardives* est variable. Très souvent, il s'agit, comme au début, d'une albuminurie légère sans autres signes ; sur 132 cas d'albuminurie secondaire, Gouget a vu 104 albuminuries légères et 28 cas seulement d'albuminurie grave avec d'autres signes d'affection rénale, avec une symptomatologie plus ou moins complète de néphrite.

Voici donc un malade arrivé au quinzième, vingtième, vingt-cinquième jour. Il avait ou n'avait pas eu d'albuminurie au début ; certains auteurs ont prétendu que la néphrite tardive était toujours le réveil d'une néphrite du début, mais cette opinion n'est pas exacte. Le malade présente alors une légère élévation de la température, parfois un peu d'engorgement ganglionnaire ; les urines diminuent de quantité et renferment de l'albumine (0 gr. 50 à 2 grammes par litre). Quelquefois, les urines sont rouges et contiennent du sang ; Mlle Vasseur (1) a bien étudié les *néphrites hémorragiques* de la scarlatine chez l'enfant ; c'est tantôt une hématurie histologique décelable par la

(1) *Thèse de Paris*, 1910.

réaction de Meyer, tantôt une hématurie visible à l'œil nu. Sur 385 cas de scarlatine soignés dans le service du Professeur Hutinel, Mlle Vasseur a vu huit fois des hématuries histologiques, et dix fois des hématuries teintant les urines. Pendant l'hématurie, on peut quelquefois sentir au palper les reins volumineux et douloureux (Hutinel). Dans certains cas, on remarque des œdèmes légers, à la face, au scrotum, au-dessus du pubis chez les enfants et, avec ces œdèmes, il y a une augmentation du poids du malade. Les troubles cardiaques sont peu marqués, les accidents urémiques, exceptionnels. Avec la néphrite hématurique, coexiste assez souvent un syndrome d'insuffisance surrénale légère : asthénie, signe de Sergent, mélanodermie.

Rilliet, Lécorché et Talamon donnaient à l'hématurie une signification pronostique grave. D'après Hutinel (1), cette néphrite hématurique est, le plus souvent, une forme bénigne ayant une évolution favorable. Sans doute, au début, on décèle un peu de rétention azotée et chlorurée (Hutinel et Maillet), un certain retard dans l'élimination du bleu de méthylène ; mais, en somme, la fonction rénale n'est pas gravement troublée et le pronostic est assez bon, avec quelques réserves pour l'avenir.

Dans d'autres cas, les symptômes sont plus nombreux et plus inquiétants ; c'est la néphrite avec *anasarque ;* on l'observe surtout chez des sujets dont la scarlatine a été méconnue et qui, par conséquent, n'ont pas été préservés du refroidissement et n'ont pas été mis au régime alimentaire qui leur convenait. Mais on la voit survenir aussi chez les scarlatineux bien soignés. Le malade est pris brusquement de douleurs lombaires, de vomissements, de frissons

(1) Formes bénignes de la néphrite scarlatineuse. *Progrès médical*, 1913, p. 514.

et de fièvre; puis, en même temps ou presque simultanément, survient une anasarque qui envahit rapidement la face et tout le corps. En ce qui concerne la fièvre, les anciens auteurs distinguaient l'anasarque chaude qui s'accompagne de fièvre et l'anasarque froide qui est apyrétique; Cadet de Gassicourt (1) fait remarquer que cette distinction surannée correspond à des périodes diverses de la néphrite : l'anasarque avec hypérémie rénale intense, avec hématurie, avec néphrite aiguë est une anasarque chaude; celle qui apparaît à la suite d'une faible congestion rénale, dans le cours d'une néphrite subaiguë, est froide; une anasarque chaude peut devenir froide et réciproquement. L'anasarque scarlatineuse acquiert souvent son maximum en moins de vingt-quatre heures; elle est remarquable par son intensité, l'anasarque consécutive à d'autres maladies restant ordinairement plus modérée (Sanné).

On observe, en même temps, des modifications importantes de l'urine, qui devient rare, contient souvent du sang; on y reconnaît la présence d'une quantité assez considérable d'albumine, 4 à 6 grammes par litre (2); on y trouve des cylindres hyalins et granuleux.

L'anasarque est due à la rétention chlorurée, qui peut être accompagnée de rétention azotée. A la Société Médicale des Hôpitaux de Paris (séance du 12 janvier 1912), Nobécourt et Darré ont apporté

(1) Traité clinique des Maladies de l'Enfance, tome II, 1882.

(2) Blackall, Blache et Guersant, Barthez et Rilliet, Sanné ont observé l'anasarque sans albuminurie. Dans 124 cas d'anasarque scarlatineuse étudiés par Sanné, l'albuminurie faisait défaut 33 fois. Cette variété d'hydropisie apparaît après un refroidissement, dure de quatre à quinze jours, est le plus souvent bénigne. Sanné l'attribuait à une paralysie vaso-motrice due elle-même à l'influence du froid. L'étude de pareils faits serait à reprendre avec les méthodes actuelles employées pour l'exploration des fonctions rénales.

les résultats de leurs recherches sur l'*azotémie* dans les néphrites de l'enfance, recherches faites en dosant l'urée dans le liquide céphalo-rachidien ; ils relatent, entre autres, une observation de néphrite scarlatineuse tardive avec œdèmes peu marqués et azotémie forte (1 gr. 77 d'urée par litre). A la suite de cette communication, Achard signala un cas dans lequel il avait trouvé 6 gr. p. 1000 d'urée dans le liquide céphalo-rachidien ; il s'agissait d'une enfant atteinte depuis huit jours d'anurie scarlatineuse avec convulsions subintrantes et qui mourut quelques heures après la ponction lombaire. Ausset et Broustet (1) ont vu un cas de néphrite scarlatineuse avec grande azotémie se terminer par une guérison relative ; leur malade avait, au douzième jour, 12 grammes d'albumine par litre et, dans le sang, une hyperazotémie très forte (4 grammes d'urée) ; le dix-septième jour, on trouvait encore 10 grammes d'albumine et 1 gr. 90 d'urée ; quand le malade quitta l'hôpital, il n'avait plus que 0 gr. 55 d'urée par litre de sérum et 0 gr. 50 d'albumine dans les urines. Merklen, Hirschberg et Turpin (2) ont observé une néphrite scarlatineuse purement azotémique, sans rétention chlorurée ; l'azotémie atteignit jusqu'à 2 grammes. Mais ces faits sont rares et d'une façon générale, comme le remarque Merklen, « la néphrite scarlatineuse est le type pour ainsi dire classique de la néphrite aiguë à rétention chlorurée. »

Dans l'anasarque scarlatineuse, très rapidement, la tension artérielle s'élève, le cœur se dilate, et, chez l'enfant surtout, on constate que le foie est augmenté de volume ; c'est une loi générale que, chez les enfants, la stase hépatique survienne très vite, dès que le cœur faiblit (Hutinel). Le plus sou-

(1) *Soc. méd. des Hôp. de Paris*, 12 nov. 1915.
(2) *Bull. de la Soc. méd. des Hôp. de Paris*, 1924, p. 86.

vent, cette forme de néphrite scarlatineuse avec anasarque, cette néphrite surtout hydropigène, peut être rangée parmi les formes bénignes; au bout de quelques jours, grâce à un traitement énergique, une débâcle urinaire survient et la guérison se produit, mais le rein reste fragile. Quelquefois, du fait de l'œdème généralisé, des accidents graves peuvent survenir : si l'épiglotte et les ligaments aryténo-épiglottiques sont infiltrés, le malade est exposé à tous les dangers de l'œdème de la glotte, accident relativement fréquent dont plusieurs cas ont été signalés par Trousseau, Barrier, Sanné. Trousseau cite le cas d'un enfant qui ne dut la vie qu'à une énergique cautérisation pratiquée à la partie supérieure du larynx et celui d'un autre petit malade chez lequel Richet fut obligé d'avoir recours à la trachéotomie pour empêcher une mort imminente. Dans d'autres cas, des épanchements séreux abondants se font dans les plèvres et dans le péricarde, quelquefois avec une grande rapidité et le malade peut être emporté presque soudainement; Sanné signale encore l'œdème du poumon comme cause de mort rapide.

Dans un autre groupe de faits, les néphrites tardives de la scarlatine s'accompagnent d'anurie, d'accidents urémiques, ceux-ci pouvant être des accidents nerveux, respiratoires ou gastro-intestinaux. *L'anurie* est toujours une complication grave au cours d'une néphrite, car elle indique que cette néphrite est d'une intensité très grande; l'anurie dure quelques heures, parfois un jour et plus; si elle persiste quelque temps, elle ne tarde pas à s'accompagner d'accidents urémiques. Dans un cas cité par Baginsky, la cessation complète de la sécrétion urinaire a duré trois jours et demi. Pisano rapporte un cas d'anurie ayant duré dix jours et s'étant terminée par la guérison après une crise polyurique et sudorale.

Parmi *les accidents urémiques* qui peuvent survenir, avec ou sans anurie, les plus classiques sont les accidents nerveux, et, tout particulièrement, les accidents convulsifs. Ils éclatent tantôt chez un malade déjà en état d'anasarque, tantôt chez un sujet d'une santé parfaite en apparence mais ayant eu récemment une scarlatine méconnue. Le début est quelquefois marqué par des prodromes : céphalalgie, assoupissement, troubles visuels ; il est presque toujours annoncé par une brusque diminution de la quantité de l'urine. L'attaque convulsive est d'intensité variable ; rarement unique, elle se répète plusieurs fois, à intervalles d'une, deux ou trois heures ; entre les attaques, le malade reste assoupi, avec de la dilatation et de l'insensibilité des pupilles, de la cécité passagère et de la congestion de la face ; dans quelques cas, l'intelligence revient complètement dans l'intervalle des attaques d'éclampsie (Sanné). Le pronostic de l'urémie convulsive des scarlatineux n'est pas fatalement mortel ; d'après West, quand le malade survit vingt-quatre heures à la première attaque, il peut être considéré comme sauvé ; mais, comme l'observe Cadet de Gassicourt, des accidents urémiques, une première fois conjurés, ne mettent pas à l'abri d'une récidive à laquelle les malades peuvent ne pas résister. Sur 12 cas d'attaques éclamptiques, West signale 7 guérisons ; Barthez et Rilliet en citent 10 sur 13 cas, Sanné 9 sur 14 ; des 14 malades vus par Cadet de Gassicourt, 7 sont morts.

Cadet de Gassicourt relate un cas de délire urémique chez un enfant ayant eu, au cours d'une anasarque, des vomissements, une attaque éclamptique à laquelle succéda un violent délire de paroles et d'actions. L'enfant ne cessait de parler et de gesticuler, avait les yeux hagards, poussait des cris violents ; il se calma peu à peu, eut encore pendant quelques jours un délire tranquille et finit par guérir.

D'autres malades, moins nombreux, ont des accidents urémiques respiratoires qui peuvent évoluer très rapidement vers la terminaison fatale. Gouget a observé deux cas où la mort est ainsi survenue au troisième jour de la néphrite. Dans le premier, caractérisé par une anurie rapide, un accès de dyspnée fut enrayé par la saignée, mais un autre accès enleva l'enfant. Dans le deuxième cas, la situation ne paraissait pas inquiétante, lorsqu'une crise d'œdème aigu du poumon amena la mort en un quart d'heure, malgré une tentative immédiate de saignée. Ces cas d'œdème pulmonaire aigu dans la néphrite scarlatineuse sont bien connus depuis les observations de Rilliet et Barthez, Legendre, Devay, Renaut, Leichtenstern, Roger. En somme, les formes convulsive et dyspnéique (avec ou sans œdème aigu du poumon) se partagent la presque totalité des cas d'urémie scarlatineuse (Gouget).

L'urémie gastro-intestinale est plus rare. Voici une belle observation de Gouget : un enfant de treize ans a, au dix-huitième jour de sa scarlatine, une forte albuminurie ; celle-ci atteint successivement, les jours suivants, 4, 6, et même 10 grammes par litre, la diurèse tombant à 170 centimètres cubes. Les vomissements, bientôt accompagnés de diarrhée, persistent quinze jours, avec hypothermie ; l'enfant, d'une pâleur blafarde, était dans un état de somnolence perpétuelle ; au bout d'une quinzaine de jours, les vomissements cessèrent, la diurèse remonta à 850 centimètres cubes avec 20 centigrammes d'albumine seulement ; l'enfant était sorti de sa torpeur, lorsqu'un écart alimentaire ramena tous les accidents : douleurs lombaires, vomissements, prostration, hématurie ; cette rechute dura une dizaine de jours et l'enfant finit par guérir. Une autre malade de Gouget, jeune fille de quatorze ans, a eu aussi près de 10 grammes d'albumine par litre, avec des vomissements et des épistaxis répétées. Elle a guéri également (1).

En résumé, le rein est souvent, mais non toujours, touché par le virus scarlatin. Très fréquemment, tout se borne à une albuminurie légère pendant quelques jours de la période fébrile ; dans les scarlatines malignes, les lésions des reins peuvent contribuer à l'ensemble de la symptomatologie grave, mais ne doivent pas être mises au premier plan pour expliquer le syndrome malin. Quant aux néphrites tardives, elles sont assez souvent bénignes ; les accidents urémiques ne surviennent que dans 17 p. 100 des cas de néphrite scarlatineuse et, alors même que ces accidents ont éclaté, le malade a encore des chances de guérison, la mortalité de la grande urémie étant de 47 p. 100 (chiffres indiqués par Gouget). Il ne faut donc pas trop redouter les néphrites de la scarlatine ; elles ne sont ni aussi fréquentes ni aussi graves qu'on le croit communément ; la scarlatine ne nous paraît pas mériter tout à fait la mauvaise réputation qu'elle a, de par ses complications rénales.

En quel état se trouvent les reins du scarlatineux atteint de néphrite, lorsque le malade termine sa quarantaine d'isolement et reprend la vie habituelle? Dans la plupart des cas, l'albuminurie a disparu, les fonctions rénales sont redevenues normales ; on peut donc supposer que les lésions rénales se sont parfaitement réparées ; il reste peut-être une certaine fragilité des reins, faisant que ces organes seront ensuite plus facilement touchés au cours d'une grippe, d'une pneumonie ou de quelque autre infection. Dans un autre groupe de faits, le scarlatineux quittant l'Hôpital ou sa chambre d'isolement a encore une légère

(1) Gouget, *Revue de Médecine*, 1910, p. 310. Les mémoires de Gouget sur la scarlatine sont, comme tous les travaux de cet auteur, d'une importance considérable. En les relisant, nous déplorions la mort prématurée de notre excellent maître.

albuminurie; il en était ainsi chez 16 sujets sur 85 cas de néphrite tardive étudiés par Gouget. C'est alors une *albuminurie minima* (Lécorché et Talamon), une albuminurie résiduale (J. Teissier), ce qui correspond, semble-t-il, aux cas décrits pas Cuffer et Brault sous le nom *de néphrite parcellaire*, par Bard sous celui *de néphrite cicatricielle*. L'albuminurie légère, suite de néphrite scarlatineuse, a quelquefois le type orthostatique, c'est-à-dire qu'elle apparaît quand le sujet est debout pour disparaître quand il reste couché; on a beaucoup étudié ce type d'albuminurie, on en a donné diverses théories; il semble bien que *l'albuminurie orthostatique* soit parfois la séquelle d'une néphrite aiguë. Aubertin (1) a vu des scarlatineux présenter une albuminurie d'abord continue, puis nettement orthostatique, c'est-à-dire influencée par la station debout pure et simple.

D'autres malades restent albuminuriques avec des symptômes persistants de néphrite; c'est alors la *néphrite subaiguë*. Brault (2) a soigné un jeune homme de 16 ans atteint de néphrite scarlatineuse en mars 1896; l'anasarque persiste, le cœur est gros, on entend un bruit de galop; l'albuminurie reste abondante; des accidents urémiques surviennent et ce malade meurt en juillet, quatre mois après la scarlatine. A l'autopsie : gros reins blancs et glomérulo-néphrite.

Cette néphrite subaiguë peut avoir une évolution moins rapide, marquée par des périodes d'amélioration, des rechutes, des poussées successives. Un jeune homme contracte la scarlatine à 15 ans; neuf mois d'hôpital, avec de l'anasarque; répit de deux ans;

(1) L'albuminurie orthostatique au cours de la néphrite scarlatineuse. *Presse Médicale* 3 octobre, 1901.

(2) Classification des néphrites. *XIIe Congrès de Médecine* Moscou, 1897. — Traité de Médecine, tome V. 1902. Traité de Pathologie médicale et de Thérapeutique appliquée. Tome VIII. 1922.

six mois d'œdèmes; il entre de nouveau à l'hôpital et peut, après quelques semaine de traitement, en sortir très amélioré mais ayant toujours de l'albuminurie (Brault).

La néphrite scarlatineuse peut donc passer à l'état chronique. Pavlinow (1) en a, comme Brault, observé quelques cas. Parfois encore, les altérations rénales de la scarlatine aboutissent, après une période plus ou moins longue, à l'*atrophie rénale*. Montignac (2) a fait, dans le service de Brault, une bonne étude de cette forme clinique. Il rappelle quelques observations antérieurement publiées : un homme a la scarlatine à 19 ans avec néphrite ; depuis cette affection, il ressent toujours des malaises, de la céphalée, de l'oppression ; à 40 ans, c'est un brightique (Potain). Un brightique de 30 ans a toujours eu des symptômes d'ordre rénal depuis une scarlatine contractée à l'âge de 6 ans (Lécorché et Talamon). Une femme, atteinte de scarlatine à 18 ans, a ensuite toujours des malaises, présente plusieurs fois des accidents urémiques et meurt à 26 ans (Faitout). Un malade a la scarlatine à 18 ans ; sa santé se rétablit à peu près ; quatre ans plus tard, au moment d'une grippe, il a des accidents urémiques ; encore quatre ans de répit et mort d'urémie. A l'autopsie, on trouve des reins petits, rouges, granuleux, avec une réduction considérable de la substance corticale (Brault). Une jeune femme a eu, à 8 ans, une néphrite scarlatineuse avec anasarque ayant duré treize mois ; mariée à 17 ans, elle a quatre enfants ; puis elle meurt à 24 ans, emportée par une crise d'urémie gastro-intestinale (Brault).

On retrouve ainsi des observations qui ne laissent aucun doute sur la possibilité d'une évolution de la

(1) Etiologie des néphrites chroniques. *Congrès de Moscou*, 1897.

(2) Atrophie rénale consécutive à la scarlatine. *Thèse de Paris*, novembre 1897.

néphrite scarlatineuse vers la néphrite subaiguë ou vers l'atrophie rénale. C'est pourquoi Lécorché et Talamon ont écrit que la scarlatine est au rein ce que le rhumatisme est au cœur. Mais ces cas de néphrite subaiguë ou chronique consécutive à la scarlatine paraissent beaucoup moins nombreux que les cas d'endocardite chronique suite de rhumatisme. Dans tout service d'hôpital, on trouvera facilement un cardiaque dont l'affection mitrale ou aortique date d'une crise de rhumatisme articulaire aigu ; on cherchera souvent longtemps avant de rencontrer une néphrite subaiguë ou chronique pouvant être sûrement attribuée à une scarlatine antérieure. En 1922 et 1923, j'ai vu, au Centre de Réforme de Nantes, plus de soixante cardiopathies valvulaires d'origine rhumatismale et un seul cas d'albuminurie chronique post-scarlatineuse.

Surrénalite.

Depuis une vingtaine d'années, on sait que les capsules surrénales peuvent être atteintes par les toxi-infections et que les lésions de ces glandes à sécrétion interne expliquent divers symptômes graves survenant au cours des maladies infectieuses. Une des premières observations de surrénalite aiguë ayant entraîné une mort rapide et imprévue a été publiée par Sergent (1) en 1902 ; il s'agissait d'un cas de pneumonie. Pour ce qui est de la scarlatine, Moizard, Sergent et Ribadeau-Dumas attirèrent l'attention sur le rôle des capsules surrénales dans la pathogénie de la mort subite ou des formes malignes ; puis Hutinel (2) insista sur ces faits. Voici par exemple une de ses

(1) *Presse Médicale*, 1er octobre 1902.

(2) Syndrome d'insuffisance surrénale au cours de la scarlatine, *Bulletin Médical*, 17 mars 1909.

observations : une fillette d'une dizaine d'années est atteinte d'une scarlatine grave; on est frappé de son asthénie extrême; l'enfant, effondrée sur son lit, était incapable de tout mouvement; en même temps on remarquait que les bruits du cœur étaient faibles, irréguliers, très rapides, que le pouls était petit, la tension artérielle très abaissée; il existait aussi des douleurs abdominales, des nausées et des vomissements; le tableau clinique se complèta même par l'apparition d'une coloration brune de la peau et enfin on pouvait produire facilement le signe de la ligne blanche surrénale décrit par Sergent. C'est bien le syndrome, aujourd'hui classique, de l'insuffisance surrénale; d'ailleurs, cette fillette, traitée par l'adrénaline, sortit de sa torpeur et la tension artérielle se releva.

Gouget et Mlle Dechaux (1), dans un travail sur la mort imprévue dans la scarlatine, attribuent un rôle important aux lésions des surrénales. Aubry (2) publie peu après une revue générale sur cette question. Viennent ensuite les observations de Comby (3), Ribadeau-Dumas et Harvier (4), Grysez et Dupuich (5) et un important mémoire de Tixier et Troisier (6). Au point de vue clinique, la surrénalite aiguë donne les symptômes que nous avons déjà indiqués ; elle intervient, pour une certaine part, dans l'apparition du syndrome malin au cours de la scarlatine ; elle a sans doute un rôle dans la pathogénie de la mort subite ou rapide.

Dans tous ces cas, on trouve quelquefois aux

(1) *Presse Médicale*, 24 février 1909.
(2) *Gazette Médicale de Nantes*, 3 juillet 1909.
(3) *Soc. méd. des Hôp. de Paris*, mai 1910.
(4) *Soc. méd. des Hôp.*, 12 janvier 1912.
(5) *Soc. méd. des Hôp.*, 12 janvier 1912.
(6) La surrénalité et la pancréatite scarlatineuses. *Arch. de Méd. des Enfants*. Mai 1912.

autopsies des hémorragies ayant détruit tout ou partie des surrénales, mais très souvent l'aspect macroscopique est à peu près normal; il faut faire des coupes et les examiner au microscope pour constater des altérations siégeant surtout dans la zone corticale; ce sont diverses lésions de dégénérescence cellulaire avec disparition des lipoïdes normaux (Tixier et Troisier).

IV. — ORGANES GÉNITAUX

Les organes génitaux échappent, presque toujours, à l'atteinte du virus scarlatin. Quelques cas d'orchite ont été publiés : Horteloup a vu survenir, chez un enfant de six ans, un épanchement dans la vaginale le deuxième jour d'une scarlatine et, sous l'épanchement, on sentait l'épididyme volumineux et dur; quelques jours plus tard, l'hydrocèle disparut. Un fait analogue a été observé par Depasse; Faugère a vu une orchite précéder de deux jours l'éruption de la scarlatine (Moizard).

Sanné signale la gangrène du scrotum, de la verge, ou de la vulve chez des enfants, surtout dans les scarlatines compliquées d'anasarque, de phlegmons et d'adénites suppurées. Le sphacèle est précédé d'ulcérations; il semble que, dans ces différentes circonstances, le poison scarlatineux agisse comme cause prédisposante et que des inflammations locales servent de cause déterminante.

Sanné relate aussi la vaginite observée par Cormack chez une femme enceinte, par Tanner chez une fillette. Moizard insiste sur la fréquence de la vulvite, qui est, dans les hôpitaux, une infection surajoutée, à gonocoques le plus souvent, et qui peut être évitée, si chaque malade a, pour elle seule, un thermomètre et un vase. Moizard a observé deux fois, chez des enfants atteintes de vulvite intense, des douleurs de ventre très violentes, s'accompagnant de fièvre, et qui lui ont semblé devoir être attribuées à des poussées de salpingite.

V. — RHUMATISME SCARLATIN

C'est une complication très fréquente ; si l'on tient compte des arthralgies passagères, on peut dire, avec Roger, que peu de scarlatineux adultes y échappent, surtout les femmes. Les manifestations rhumatismales surviennent souvent dès la première semaine (rhumatisme précoce de Trousseau) ; dans d'autres cas, elles apparaissent avec le syndrome d'infection secondaire ou même plus tardivement.

Le rhumatisme scarlatin a des formes cliniques très variées : arthralgie ; polyarthrite séreuse ; même forme avec tendance à la suppuration ; forme osseuse ; rhumatisme passant à l'état chronique. Dans d'autres cas de complications articulaires, il s'agit d'arthrites purulentes d'emblée.

Les *arthralgies* sont souvent assez peu intenses ; elles passeraient facilement inaperçues ; sans fièvre, le malade a quelques douleurs articulaires passagères. La douleur, très modérée dans beaucoup de cas, ne se révèle alors qu'après un examen attentif et si l'on a soin d'exercer une certaine pression sur les articulations.

La *polyarthrite séreuse aiguë* est habituellement précoce ; elle est survenue dès les quatre premiers jours de la scarlatine dans les observations de Nobécourt, Jurie des Camiers et Tournier (1). Son apparition est marquée par une exacerbation fébrile ou une reprise de la fièvre, selon qu'elle se produit en période déjà fébrile ou en période apyrétique ; la température n'atteint jamais un degré très élevé.

(1) *Soc. méd. des Hôpitaux*, 8 octobre 1915.

Quelques articulations se gonflent et deviennent douloureuses; presque toujours le rhumatisme scarlatineux n'atteint que trois ou quatre articulations, principalement celles du poignet et de la main. Graves a signalé une localisation particulière aux vertèbres du cou et principalement à l'articulation atloïdo-axoïdienne; dans ces cas, la douleur est vive au niveau de la nuque, les mouvements du cou difficiles; au niveau de la colonne cervicale, les parties molles sont tuméfiées et la pression y provoque une douleur intolérable. Parfois le rhumatisme se généralise, atteignant plusieurs articulations des membres supérieurs et des membres inférieurs. Cependant, en règle générale, il faut retenir que le rhumatisme scarlatin se généralise moins que le rhumatisme articulaire aigu, qu'il est beaucoup moins mobile. En même temps que les douleurs articulaires, il existe souvent, dans la scarlatine, des douleurs musculaires; Ramond et Chambas (1) ont bien décrit cette atteinte des masses musculaires, se traduisant par le torticolis, le lombago. L'arthrite séreuse rhumatismale de la scarlatine dure quatre à cinq jours, quelquefois un peu plus et guérit complètement. On cite quelques cas à marche subaiguë ou chronique ayant une terminaison autre; nous y reviendrons.

Comme forme intermédiaire entre les arthrites séreuses et les arthrites purulentes, on a vu des cas d'arthrite séreuse passant secondairement à la suppuration. Ils débutent par un gonflement de quelques articulations et une fièvre modérée; mais au bout de quelques jours, au lieu de diminuer, les signes généraux s'accentuent; les articulations deviennent plus douloureuses, plus rouges, plus empâtées; la fièvre est intense, le délire survient, des phénomènes ataxo-adynamiques se déclarent et

(1) *Soc. méd. des Hôp.*, 8 octobre 1915.

le malade succombe. Cependant, la mort n'est pas fatale; dans certains cas, l'état général est moins profondément infecté, localement une suppuration articulaire peut s'ouvrir à la peau et se fistuliser.

Richardière et Péron (1) ont signalé, d'après deux observations personnelles, une *forme osseuse* avec des lésions manifestes, des déformations aux épiphyses. Après un début caractérisé par de la douleur et du gonflement à plusieurs jointures, le rhumatisme se fixa dans le premier cas à une tibio-tarsienne, un coude et deux doigts, dans le second, à un genou; l'épanchement articulaire disparut peu à peu mais les épiphyses restèrent tuméfiées ; les muscles voisins s'atrophièrent. Ces formes osseuses peuvent se terminer par guérison ou aboutir à l'ankylose. Gouget a vu un enfant atteint d'un rhumatisme scarlatin à type chronique avec raideurs articulaires et hypertrophie des têtes osseuses. Il ajoute que les cas de ce genre sont rares ; qu'on en a cependant publié quelques-uns.

On retiendra donc que, très exceptionnellement, le rhumatisme scarlatin peut aboutir à du rhumatisme chronique; dans un cas de Variot, un enfant présenta successivement une ankylose du coude gauche, des déformations des doigts et une double ankylose de l'articulation temporo-maxillaire. Dans une observation de Elbe, un enfant fut atteint de rhumatisme chronique avec ankylose de très nombreuses articulations. Lannelongue, Broca ont observé des arthrites cervicales avec douleurs vives et attitudes vicieuses; elles évoluent le plus souvent d'une façon aiguë mais peuvent devenir chroniques et entraîner des déformations persistantes; on trouvera l'étude de ces faits dans la thèse de Huer-

(1) *Soc. méd. des Hôp. de Paris*, 1er décembre 1893.

mand (1). Ils sont très curieux par les réflexions qu'ils suggèrent sur la pathogénie du ou plutôt des rhumatismes chroniques.

Les *arthrites purulentes* sont rares. Gouget donne les chiffres suivants : fréquence moyenne du rhumatisme scarlatin, d'après 51 statistiques : 9,66 p. 100 (chiffres extrêmes 0,45 et 78,57); fréquence relative des cas suppurés : 5,62 p. 100. Nous avons déjà signalé l'arthite d'abord séreuse, puis passant à la purulence; dans d'autres cas, il s'agit d'arthrite purulente d'emblée, complication d'une scarlatine avec streptococcie et pyohémie. Une ou plusieurs articulations deviennent très douloureuses, tuméfiées avec un empâtement profond; très souvent, le malade succombe dans l'adynamie; s'il survit, la guérison se fait par ankylose. Teissier et Duvoir croient que les arthrites purulentes sont peut-être plus fréquentes qu'on ne l'admet; en ponctionnant des articulations qui semblaient être le siège d'une arthite séreuse, ils y ont plusieurs fois constaté la présence de pus. Dans ce pus, on trouve quelquefois le streptocoque, mais non toujours; peut-être reste-t-il dans la paroi synoviale ou est-il difficilement cultivé parce qu'il est intra-cellulaire (Teissier et Duvoir).

Il faut encore mentionner quelques cas où le rhumatisme scarlatin a été le point de départ d'une arthrite chronique fongueuse, de nature bacillaire, d'une tumeur blanche. C'est la *forme scrofuleuse* décrite par Ashby.

Le rhumatisme scarlatin, dans sa forme de polyarthrite séreuse, a provoqué de nombreuses discussions. Pour certains auteurs, c'est du rhumatisme articulaire aigu survenant chez un scarlatineux; et Sanné décrit le rhumatisme scarlatin au chapitre de

(1) Les arthrites cervicales infectieuses. *Thèse de Montpellier*, septembre 1919.

la scarlatine associée à des maladies générales. Cette opinion n'est plus admise; on met le rhumatisme des scarlatineux au compte du virus scarlatin, ce qui cadre avec la théorie des pseudo-rhumatismes infectieux telle que l'ont établie Bouchard et Bourcy. Il faut toutefois reconnaître que certains scarlatineux paraissent prédisposés au rhumatisme pour avoir eu antérieurement du rhumatisme articulaire aigu; Ramond et Chambas admettent que la scarlatine peut parfois réveiller la diathèse rhumatismale. Alors se pose la question des relations entre le rhumatisme scarlatin et les complications endo-péricardiques de la scarlatine; pour Teissier et Duvoir, le rhumatisme scarlatin n'exerce qu'un rôle insignifiant sur les complications cardiaques; mais, dans les observations de Nobécourt, Jurie des Camiers et Tournier, sur 22 scarlatineux ayant eu du rhumatisme, 6 présentèrent de l'endo ou de la péricardite; 240 scarlatineux sans complications articulaires n'eurent rien au cœur. Notons encore une très curieuse observation de Florand et Merklen (1) : un soldat, ancien rhumatisant, atteint de scarlatine, eut, au cours de cette fièvre éruptive, un érythème noueux des membres inférieurs et ensuite un souffle systolique aortique.

VI. — CŒUR ET VAISSEAUX

Le cœur des scarlatineux peut être diversement touché. Gouget distingue les troubles fonctionnels, la paralysie cardiaque, la myocardite, l'endo et la péricardite. Cette atteinte du cœur est-elle fréquente et grave? D'après Teissier, on a trop considéré la scarlatine comme la maladie générale la plus susceptible, après le rhumatisme, d'intéresser les divers

(1) *Soc. méd. des Hôp. de Paris*, 16 juin 1910.

tissus du cœur; pour Teissier « la scarlatine n'a qu'une influence limitée sur la détermination des lésions de l'endocarde, du péricarde ou du myocarde, susceptibles de donner lieu à une symptomatologie clinique et de grever l'avenir. »

Les troubles fonctionnels sont fréquents soit à la période d'état, soit à la convalescence, d'après Filatow. Pour Teissier, en dehors de la tachycardie et de la bradycardie, l'arythmie extra-systolique est exceptionnelle et, quand elle existe, trouve plutôt son origine dans des troubles hépatiques ou gastriques préexistants. La bradycardie a été étudiée par Monier-Vinard et Meaux-Saint-Marc (1) qui l'ont observée 165 fois sur 270 malades, surtout au décours de la période fébrile. C'est une bradycardie nerveuse, sans aucun autre symptôme que le ralentissement du pouls; elle est influencée par la marche, les actes digestifs, les émotions, la fièvre. Le chiffre moyen est de 56 pulsations; dans quelques cas le pouls se ralentit jusqu'à 42. Cette bradycardie dure en moyenne 18 jours, puis le chiffre des pulsations redevient peu à peu normal. Avec la bradycardie, il y a toujours un abaissement de la tension artérielle, abaissement sur lequel Teissier et Tanon ont insisté. L'atropine accélère peu cette bradycardie; le nitrite d'amyle l'accélère beaucoup; la compression oculaire provoque un ralentissement très marqué du pouls (réflexe oculo-cardiaque). D'après les tracés, c'est une bradycardie totale sans dissociation auriculo-ventriculaire; on peut donc la considérer comme une bradycardie nerveuse post-fébrile par action sur la pneumogastrique (bradycardie vagotonique.)

D'autres scarlatineux, après avoir eu l'endocarde touché au cours de la maladie, quittent l'hôpital n'ayant pas de lésion cardiaque, mais avec de la

(1) *Soc. méd. des Hôp. de Paris*, 3 avril 1914.

tachycardie. Nobécourt et Grimbert (1) ont étudié, chez des soldats convalescents, cette tachycardie tardive sans modifications des bruits du cœur, sans irrégularités du pouls, sans troubles subjectifs appréciables.

La paralysie cardiaque serait très fréquente dans la scarlatine d'après Hénoch. Pour cet auteur, la caractéristique du virus scarlatin est dans ses rapports spécifiques avec le cœur; c'est à la paralysie cardiaque qu'il attribue la mort dans la plupart des cas de scarlatine maligne et de scarlatine avec septicémie. La myocardite serait aussi très fréquente d'après Romberg. Dans 22 autopsies, Gouget a toujours trouvé le myocarde normal; il croit la paralysie cardiaque plus fréquente que la véritable myocardite. Cette question de la paralysie cardiaque et de la myocardite dans la scarlatine fait partie du grand chapitre : le syndrome myocarditique dans les maladies infectieuses (2). Il n'y a pas lieu de reprendre ici toute la discussion; chez certains malades ayant eu de la dyspnée, de la cyanose, un cœur dilaté avec bruits faibles et embryocardie tachycardique, on trouve à l'autopsie des lésions du myocarde (Weill et Mouriquand, Montagnon); mais dans d'autres cas analogues, les lésions du myocarde font défaut et le syndrome a été rattaché à la névrite du plexus cardiaque, à des lésions bulbaires, à des altérations des glandes vasculaires sanguines (capsules surrénales, hypophyse). D'après Lian, l'asthénie cardio-vasculaire au cours d'une maladie aiguë paraît autoriser le dia-

(1) *Soc. méd. des Hôp. de Paris*, 19 avril 1918.

(2) Nobécourt et Milhit, Les troubles cardio-vasculaires dans la scarlatine. *Paris Médical*, 18 juillet 1914. — Nobécourt, Cardiopathies de l'enfance, un volume, Paris 1914. — Lian, Syndromes myocardiques aigus. *Traité de pathologie médicale et de thérapeutique appliquée*, t. IV, 1922 et tous les traités récents sur les maladies du cœur.

gnostic d'atteinte du myocarde sans préjuger s'il s'agit de lésions nettes ou d'une imprégnation toxique du myocarde; mais ce syndrome est aussi souvent, pour une part, sous la dépendance de troubles vasomoteurs dont l'origine nerveuse ou endocrinienne, tout spécialement surrénale, est à envisager.

A propos du myocarde, il faut encore signaler la dilatation cardiaque chez les scarlatineux atteints de néphrite. Nobécourt et Milhit ont montré que les troubles cardiaques étaient parfois au premier plan dans ces néphrites; le cœur est gros et on entend, à l'auscultation, un bruit de galop; le pouls est fréquent, petit, irrégulier ; l'enfant, œdématié, a des urines peu abondantes et albumineuses, un foie énorme; il a ainsi l'apparence d'un cardiaque bien plus que d'un rénal.

L'endocardite scarlatineuse est rare, contrairement à l'opinion de Bouchut et des anciens auteurs qui la considéraient comme fréquente parce qu'ils ne connaissaient pas les souffles extra-cardiaques, très communs dans la scarlatine de l'enfance. Sur une statistique assez récente de 22.000 cas de scarlatine, Broadbent a trouvé seulement 129 endocardites, soit 0,58 p. 100. L'endocardite scarlatineuse survient avec ou sans rhumatisme ; elle passe facilement inaperçue et ses symptômes fonctionnels sont peu importants; les souffles apparaissent rapidement. L'endocardite a très rarement la forme infectieuse, ulcéreuse, aboutissant à la mort; c'est plutôt une endocardite bénigne se terminant par la guérison, mais elle peut passer à l'état chronique et par conséquent se transformer en une lésion valvulaire, mitrale plus souvent qu'aortique (1).

La péricardite peut exister seule ou être associée à l'endocardite. Elle est très rare; c'est une forme

(1) Nobécourt, *Presse Médicale*, 22 août 1918.

sèche ou avec exsudation séro-fibrineuse légère, et qui guérit rapidement. Ashby a cependant relaté l'observation d'un enfant qui mourut de symphyse péricardique quelques mois après une scarlatine; d'après Teissier et Duvoir, l'interprétation de ce cas est discutable. Quant à la péricardite purulente, elle est exceptionnelle.

Pendant la guerre de 1914-1918, plusieurs travaux intéressants ont été communiqués à la *Société Médicale des Hôpitaux de Paris* (1) sur les complications endo-péricardiques de la scarlatine et Mlle Jeanne Simon en a fait le sujet de sa thèse (2). Déjà en 1894, Bertrand (thèse de Nancy) avait signalé la plus grande fréquence du rhumatisme et des inflammations séreuses du cœur chez les soldats atteints de scarlatine. Florand et Paraf ont constaté sur 27 scarlatineux 14 complications cardiaques, tandis que de Massary a soigné 355 scarlatineux sans rencontrer aucune endo-péricardite. Nobécourt fait remarquer que ces deux séries de cas sont, l'une et l'autre, exceptionnelles; sa statistique de 262 scarlatineux avec 6 endo-péricardites donne une moyenne de 2,2 p. 100, chiffre plus élevé que celui de la statistique de Broadbent.

Les complications vasculaires sont exceptionnelles dans la scarlatine. Aux autopsies, on ne trouve jamais de lésions aux grosses artères; les petits vaisseaux artériels peuvent-ils être touchés, certaines artères viscérales peuvent-elles être atteintes? On a expliqué, par ces lésions artérielles, quelques accidents d'ordre nerveux ou l'apparition de certaines hémorragies intestinales.

(1) Nobécourt, Jurie des Camiers et Tournier, 8 octobre 1915. Florand et Merklen, 16 juin 1916. Florand et Paraf, 25 janvier 1918. De Massary, 25 janvier 1918. Nobécourt et Grinbert, 19 avril 1918.

(2) *Thèse de Paris*, 1918.

Quant aux phlébites, quelques observations en ont été rapportées par Roger, Lafforgue, Nobécourt. Dans le cas de Roger, c'était une phlébite précoce au cours d'une scarlatine très grave; dans le cas de Lafforgue une phlébite au décours de la maladie. Nobécourt, Jurie des Camiers et Tournier (1) ont vu deux phlébites, toutes deux tardives, l'une au trente-septième, l'autre au quarante-cinquième jour; leur évolution fut rapide, aboutissant à la guérison complète. D'après Nobécourt, la phlébite est provoquée par le virus scarlatin se localisant sur l'appareil circulatoire.

VII. — ADÉNITES. BUBONS SCARLATINEUX

L'engorgement des ganglions, surtout des ganglions du cou, est une des complications les plus fréquentes. Guyonnet (2) distingue les adénites précoces, tardives et post-scarlatineuses; on peut réunir dans un seul groupe ces deux dernières variétés et décrire seulement des adénites précoces et des adénites tardives, les premières contemporaines de l'éruption et de l'angine, les secondes faisant partie du syndrome infectieux secondaire.

Les adénites siègent presque uniquement au cou et c'est une réaction ganglionnaire conséquence de l'infection rhino-pharyngée. Quelquefois, c'est à une angine violente que correspond une adénopathie intense, mais il n'en est pas toujours ainsi. Gouget a même remarqué que l'adénopathie ne s'est jamais montrée bien accusée chez aucun de 29 malades décédés après avoir eu, la plupart, des angines graves; on pourrait donc se demander s'il n'y a pas lieu d'admettre, dans ces cas mortels, une relation

(1) *Soc. méd. des Hôp. de Paris,* 8 octobre 1915.
(2) *Thèse de Paris,* avril 1909.

entre l'insuffisance de la réaction ganglionnaire et la diffusion de l'infection. Il faut également retenir que chez les enfants, aux réactions lymphatiques faciles, on observe parfois, avec une angine assez légère, une atteinte très marquée des ganglions du cou. Sanné avait bien vu qu'à des angines simples et modérées, peuvent correspondre d'énormes adénites. Dans certaines épidémies, l'engorgement ganglionnaire paraît tout particulièrement fréquent.

Dans les formes bénignes de l'adénite scarlatineuse, on ne constate qu'une légère tuméfaction douloureuse uni ou bilatérale, un ganglion roulant sous le doigt à l'angle de la mâchoire ; un degré de plus et c'est une adénopathie plus volumineuse, plus diffuse, avec engorgement des ganglions sous-maxillaires et cervicaux, avec œdème du tissu conjonctif périganglionnaire, ce qui donne l'aspect classique du cou proconsulaire. La tuméfaction s'étend jusqu'à la région parotidienne, mais la parotide ne s'enflamme pas comme on le croyait autrefois ; cette tuméfaction est celle des ganglions de la région. Cadet de Gassicourt a insisté sur cette intégrité des parotides.

Le plus souvent, les adénopathies se résolvent sans suppurer ; mais il persiste, chez les enfants scrofuleux, une induration de quelques ganglions. Les grosses tuméfactions ganglionnaires sont d'ailleurs surtout fréquentes chez les enfants dont les ganglions sous-maxillaires et cervicaux étaient déjà en état de moindre résistance de par la tuberculose, la scrofule, la syphilis ou même de par les infections chroniques banales du pharynx et des amygdales ; pour l'intensité des réactions ganglionnaires, cette prédisposition relevant d'un état antérieur a une importance capitale, comme l'a montré Hutinel.

L'adéno-phlegmon est relativement rare ; la peau devient alors tendue, rénitente et douloureuse, mais souvent la suppuration est d'abord profonde et on est surpris, en incisant ces phlegmons qui paraissaient très superficiels, qu'il faille aller loin à travers une couche de tissu lardacé ou œdémateux pour trouver le pus. Cadet de Gassicourt cite même un cas où un empâtement marqué, la tension et la rougeur luisante de la peau donnaient toutes les apparences d'un vaste abcès. Lannelongue fit une large incision dans le point qui paraissait le plus fluctuant; le bistouri pénétra dans un tissu infiltré de sérosité roussâtre et pas une goutte de pus ne sortit; le malade étant mort deux jours plus tard, on trouva, lors de l'autopsie, un foyer purulent au-dessous du muscle sterno-mastoïdien. Les ganglions lymphatiques atteints par la suppuration sont donc parfois très profonds.

Si l'abcès n'est pas ouvert à la peau, il peut fuser, très rarement en arrière du pharynx, plus souvent au-dessous du sterno-cléido-mastoïdien dans la gaine des vaisseaux. Ce sont alors de vastes décollements et, quelquefois, le tissu cellulaire péri-ganglionnaire est envahi par le sphacèle. Dans ces cas, la mort peut survenir rapidement par ulcération des vaisseaux du cou et hémorragie (1), ou lentement à la suite d'une suppuration interminable. Mais le pronostic des adénites suppurées est loin d'être fatal; dans une statistique de Gouget, sur 14 malades ayant eu des adénopathies suppurées qu'il fallut inciser, un seul a succombé.

Ce ne sont pas seulement les ganglions du cou qui peuvent être atteints dans la scarlatine; on trouve quelquefois les ganglions des aisselles, des aines, augmentés de volume. Il est probable que les ganglions profonds sont aussi assez souvent engorgés; Gouget a, en effet, toujours trouvé, aux autopsies, les ganglions médiastinaux et surtout mésentériques plus ou moins tuméfiés.

(1) Barberousse, *Thèse de Paris*, 1919-1920.

VIII. — SYSTÈME NERVEUX ET ORGANES DES SENS

Toute scarlatine un peu intense atteint le système nerveux, l'imprègne de toxines et, dans les formes malignes, les phénomènes ataxo-adynamiques comptent parmi les plus importants. Nous les avons décrits; il est inutile d'y revenir.

Des convulsions peuvent survenir, en dehors de l'urémie nerveuse. Leur pathogénie est assez mal connue; elles sont sans doute la conséquence soit d'une intoxication du système nerveux, soit d'une grosse lésion corticale ou méningée (Gouget). Le pronostic est grave : 15 morts sur 18 cas avec convulsions non urémiques (de Rochely).

Dans une observation de Merklen, Hirschberg et Turpin (1), un scarlatineux avec néphrite azotémique présenta des symptômes de confusion mentale : désorientation complète, amnésie, alternatives d'agitation et de somnolence; la confusion s'atténua progressivement en même temps que l'azotémie rétrocédait et, au bout de quelques jours, le malade était psychiquement bien rétabli.

Le virus scarlatin peut-il provoquer des lésions des cellules cérébrales qui se traduiront, à la convalescence, par des troubles psychiques persistants? On trouve, dans la thèse de Moureyre (2), quelques observations de délire ambitieux, d'état lypémaniaque; mais il s'agit de scarlatineux qui étaient prédisposés aux psychoses par l'hérédité ou par un état mental antérieur. Ces psychoses de la convalescence sont de courte durée. Moureyre relate aussi une observation de démence précoce consécutive à une scarlatine grave.

(1) *Bull. Soc. méd. des Hôp. de Paris*, 1924, p. 86.
(2) *Thèse de Paris*, juin 1899.

Les scarlatineux présentent quelquefois des phénomènes paralytiques, sous forme d'*hémiplégie*. Gouget et Pélissier ont communiqué à la *Société Médicale des Hôpitaux de Paris* (séance du 7 mai 1909) le cas d'un enfant qui fut pris, au quatorzième jour d'une scarlatine assez intense, d'un bref accès convulsif à l'issue duquel on constata une hémiplégie gauche totale qui persista plusieurs mois. En faisant des recherches bibliographiques, Gouget et Pélissier ont retrouvé 69 observations d'hémiplégie dans la scarlatine publiées de 1780 à 1908. Cette complication se produit, le plus souvent, vers la troisième ou quatrième semaine, parfois plus tôt ou plus tard; dans plus de la moitié des cas, elle survient chez un malade ayant de la néphrite avec œdèmes ; elle est parfois précédée de convulsions. L'hémiplégie siège au côté droit plus souvent qu'au côté gauche; c'est une paralysie complète et totale, souvent compliquée d'aphasie, en cas d'hémiplégie droite. Quelquefois le malade succombe ; s'il survit, les signes de paralysie persistent le plus souvent et l'hémiplégie passe à l'état chronique. Aux autopsies, on a trouvé diverses lésions : méningo-encéphalite, phlébite des sinus, hémorragie cérébrale, ramollissement par embolie dans l'artère sylvienne. La pathogénie de l'hémiplégie dans la scarlatine n'est donc pas toujours la même : dans un certain nombre de cas, la paralysie est la conséquence de lésions infectieuses (*méningo-encéphalite, phlébite des sinus, artérite*); dans d'autres, on constate une *hémorragie cérébrale* ou un foyer de ramollissement. L'hémiplégie survenant souvent au cours d'une néphrite, on peut admettre que la néphrite provoque l'hémorragie cérébrale en élevant la tension artérielle ou favorise l'embolie par la dilatation cardiaque qu'elle est capable de déterminer. Pour les hémiplégies passagères qui guérissent, elles dépendent peut-être d'œdème cérébral ou d'une intoxication des cellules de la substance grise.

Des symptômes et signes méningés peuvent être observés dans la scarlatine, avec toute une gradation allant des réactions méningées à la méningite suppurée (1). Trémolières et Caussade distinguent plusieurs formes de *réaction méningée* : des symptômes très frustes avec quelques modifications cytologiques du liquide céphalo-rachidien, avec une légère lymphocytose ; des symptômes méningés discrets (raideur de la nuque, signe de Kernig) produits par l'hypertension du liquide céphalo-rachidien sans modifications chimiques ou cytologiques ; un syndrome méningé (bradycardie, signe de Kernig, raideur de la nuque) avec lymphocytose, comme dans les cas de Dufour et Giroux, de Dopter ; un syndrome méningé avec liquide céphalo-rachidien hémorragique. Toutes ces réactions sont d'origine toxinique et sans gravité.

Il en va tout autrement avec la *méningite suppurée* dont Bénard a fait une étude complète. Elle est très rare (0, 06 p. 100, soit moins d'un cas pour 1.500 scarlatines). C'est une complication plutôt tardive, apparaissant à la période de desquamation et même au cinquantième, au cinquante-cinquième jour. L'infection des méninges se fait rarement par voie sanguine ; presque toujours, la méningite survient comme complication d'une complication (otite suppurée, sinusite frontale, rhinite purulente). C'est le streptocoque que l'on trouve le plus souvent dans le liquide céphalo-rachidien. Cliniquement, les symptômes ne présentent rien de spécial ; ce sont ceux de la méningite suppurée. Le pronostic est à peu près fatal.

(1) Dufour et Giroux, *Soc. méd. des Hôpitaux*, 31 mars 1905. Dopter, *Soc. med. des Hôp.*, 31 mars 1905. Gouget et Bénard, *Soc. méd. des Hôp.*, 18 décembre 1905. Bénard, *Revue de Médecine*, 1909, p. 365. Tremolières et Caussade, *Soc. méd. des Hôp.*, 15 décembre 1916.

Les nerfs périphériques sont très exceptionnellement touchés. Méry et Hallé (1) ont communiqué à la *Société Médicale des hôpitaux de Paris* un cas de *névrite périphérique* des avant-bras chez un enfant de sept ans ; l'examen électrique montra une névrite du nerf radial des deux côtés. Méry et Hallé ont retrouvé dans la littérature médicale quelques cas de névrite périphérique, de pseudo-tabes, une observation d'un syndrome analogue à la sclérose en plaques. Il est inutile d'insister sur ces faits d'une rareté très grande. On connaît aussi des observations de chorée consécutive à la scarlatine.

Les complications oculaires ne sont pas fréquemment observées. On a publié quelque cas de kératite ulcéreuse, d'iritis, de dacryocystite. Teissier et Duvoir (2) ont vu un phlegmon de l'orbite et, à ce propos, recherché ce qui avait été antérieurement écrit sur cette complication. Le phlegmon de l'orbite survient en pleine convalescence, au moment du syndrome infectieux secondaire ; il est souvent précédé d'une sinusite ethmoïdale ou frontale (Preysing) consécutive elle-même à une infection naso-pharyngée par streptocoque. Dans un mémoire récent, Salomonsen (3) a montré que les complications orbitaires sont la conséquence d'une inflammation des sinus nasaux, qui provoque une ethmoïdite avec propagation à l'orbite, quelquefois aux deux orbites. On remarque alors de la rougeur des conjonctives, de l'œdème des paupières, de la protrusion du globe oculaire avec limitation de ses mouvements. Le plus souvent, cela finit comme un œdème inflammatoire, mais la fréquence de la suppuration est peut-être cependant assez grande, le pus pouvant se former et

(1) *Soc. méd. des Hôp.*, 1902, p. 665.

(2) *Soc. méd. des Hôp.*, 23 juillet 1909.

(3) *Hospital stidende*, 1922. Analysé dans les *Arch. de Méd. des Enfants*, avril 1923.

s'écouler par le nez; après huit ou dix jours, la guérison survient sous l'influence des pansements humides chauds. D'autres fois, il y a un phlegmon qui nécessite une incision.

Plus intéressants et d'observation assez commune, sont les troubles oculaires chez les scarlatineux atteints de néphrite. Il faut bien les connaître, car ils annoncent parfois l'imminence d'accidents urémiques. Cadet de Gassicourt avait attiré l'attention sur les altérations rétiniennes que l'on constate chez les enfants au cours des néphrites scarlatineuses, altérations qui présentent, écrivait-il, un degré plus ou moins haut de gravité, selon la période à laquelle est arrivée la maladie. Cadet de Gassicourt ajoutait : « Il est impossible, à l'heure actuelle, de différencier par les signes ophtalmoscopiques la néphrite parenchymateuse de la néphrite interstitielle. Les recherches anatomo-pathologiques font défaut; c'est l'œuvre de l'avenir. » L'étude des troubles oculaires dans les néphrites est aujourd'hui plus avancée ; on distingue, avec Widal, des accidents d'amblyopie et d'amaurose passagère par œdème congestif du fond de l'œil relevant de la rétention chlormée, des lésions hémorragiques en rapport avec l'hypertension artérielle et des lésions de rétinite due à l'azotémie.

L'otite moyenne est une des complications les plus communes et les plus tenaces de la scarlatine. Sa fréquence aux autopsies est telle que certains auteurs la considèrent comme faisant partie intégrante du processus scarlatineux. Au point de vue clinique, en réunissant 41 statistiques, Gouget a trouvé le chiffre moyen de 12 otites pour 100 scarlatines. L'otite est particulièrement fréquente chez les enfants; dans un peu plus de la moitié des cas, elle est bilatérale.

C'est une complication assez précoce, apparaissant surtout dans la première ou la seconde semaine, mais parfois plus tardivement. Elle succède le plus souvent à une angine intense, aux angines accompagnées de coryza. Les lavages du nez, que l'on pratiquait autrefois, peuvent la provoquer.

Il est inutile de décrire les symptômes et signes de cette otite. Notons seulement qu'elle risque de se compliquer de mastoïdite, d'abcès extra dural, de méningite suppurée (Gouget et Bénard). Elle a une tendance fâcheuse à la chronicité; sur 29 malades examinés par Gouget, dix avaient encore un écoulement d'oreille plusieurs mois après leur sortie de l'hôpital; sur 121 cas d'otite moyenne d'origine scarlatineuse, Bezold a noté 39 fois une suppuration datant de plus de huit ans. Les otites chroniques peuvent avoir de multiples conséquences que nous retrouverons en étudiant les reliquats de la scarlatine. N'oublions pas enfin que l'otite constitue une source de contagion dont il faut tenir compte pour la prophylaxie.

IX. — PEAU ET TISSU CELLULAIRE

Les complications atteignant la surface de la peau sont rares; quelquefois on a observé des poussées plus ou moins confluentes et répétées de furoncles, la peau ayant été infectée par le staphylocoque; la dermite à streptocoques (érysipèle) est exceptionnelle, comme nous le verrons en étudiant la scarlatine associée à d'autres maladies. La gangrène, moins fréquente que dans la rougeole, était à craindre autrefois dans les hôpitaux encombrés : gangrène de la face, des paupières, du pavillon de l'oreille, gangrène du scrotum, de la verge, de la vulve ; on a vu aussi des cas de gangrène au pourtour de l'anus. Avec une meilleure hygiène du milieu nosocomial, avec des soins de propreté plus minutieux, ces faits deviennent très exceptionnels. Les escarres au sacrum peuvent s'observer dans certaines formes malignes,

Des abcès sous-cutanés disséminés se forment encore à la convalescence de la scarlatine, comme après la fièvre typhoïde ou la rougeole. Ils siègent au cou, au cuir chevelu, aux membres ; ils sont superficiels ou profonds ; ils s'accroissent plus ou moins rapidement ; la peau rougit à leur surface ; on les ouvre, le pus s'écoule, la cicatrisation se fait rapidement. Mais à ces abcès, d'autres succèdent ; s'ils sont rares, ils n'ont pas grande importance ; s'ils sont nombreux et sans cesse renouvelés, les malades meurent avec les symptômes de la fièvre hectique (Sanné). Dans d'autres cas, ces suppurations du tissu cellulaire sous-cutané amènent des décollements plus ou moins étendus de la peau et même des sphacèles, chez les sujets ayant une profonde déchéance de l'organisme, et le malade finit par succomber (Cadet de Gassicourt.)

Des phlegmons se rencontrent parfois sur les membres. Trousseau a vu un jeune garçon avoir un vaste abcès du cou, et, au dixième jour de la scarlatine, un phlegmon diffus de la jambe ; ce phlegmon détermina une rétraction, un raccourcissement considérable du tendon et laissa le malade boiteux.

CHAPITRE VII

SCARLATINE ASSOCIÉE A D'AUTRES MALADIES

Il n'est pas rare d'observer une association pathologique de la scarlatine et de quelque autre maladie. Deux cas peuvent se présenter : un malade est atteint d'une affection médicale ou chirurgicale, survient une scarlatine secondaire ; un scarlatineux, au cours de cette fièvre éruptive, contracte une autre maladie qui vient compliquer la première. On pourrait donc, avec Sanné, faire deux chapitres : la scarlatine secondaire et les maladies générales, complications de la scarlatine. Mais cette classification exposerait à des redites ; il est plus simple de décrire successivement les associations pathologiques les plus fréquentes. La question de la diphtérie ayant été déjà traitée quand nous avons étudié les angines, il n'y a pas lieu d'y revenir ; l'association scarlatine-diphtérie, une des plus évitables, est aujourd'hui beaucoup moins commune qu'autrefois dans les hôpitaux d'enfants, grâce aux progrès de l'hygiène et à l'isolement.

Scarlatine et Rougeole.

Bez a étudié, dans sa thèse, en 1877, la contemporanéité des fièvres éruptives. De nombreux travaux ont été consacrés à cette question, faits pour la plupart dans les services de médecine infantile. Citons entre autres, une étude d'ensemble par Barthélemy (1), les mémoires de Gouget (2), de Brudzinski (3); plus récemment, Apert (4) a bien mis au point la question des rougeoles associées et Julhe (5) a écrit une bonne thèse sur ce sujet.

Quand la rougeole précède la scarlatine, l'évolution de celle-ci est peu modifiée; le pronostic n'est pas aggravé (Hutinel, Barthélemy). La rougeole survenant après la scarlatine est infiniment plus grave; l'enfant a déjà, par la scarlatine, la bouche, les fosses nasales, le pharynx et les amygdales infectés par le streptocoque; si l'agent morbilleux vient diminuer la résistance des poumons, il y a ensemencement massif de l'arbre respiratoire; une broncho-pneumonie à streptocoque se déclare; quelquefois même, l'infection est plus profonde et on a le tableau clinique d'une streptoccocie généralisée (Barthélemy). Bez a classé les divers modes d'association rougeole-scarlatine de la façon suivante dans l'ordre de mortalité croissante : succession de rougeole et de scarlatine; coexistence avec antériorité de la rougeole; coexistence avec antériorité de la scarlatine; apparition simul-

(1) De l'influence du milieu hospitalier sur l'évolution des maladies infantiles. *Thèse de Paris*, 1903.

(2) *Soc. méd. des Hôp. de Paris*, 5 février 1909.

(3) *Arch. de Méd. des Enfants*, janvier 1910.

(4) Article Rougeole. Nouveau Traité de Médecine et de thérapeutique, fasc. II, 1920.

(5) JULHE, Association de la rougeole et de la scarlatine chez l'enfant. Son pronostic. *Thèse de Paris*, 1920.

tanée; succession de la scarlatine et de la rougeole.

Julhe, dans sa thèse, aboutit aux mêmes conclusions; il insiste sur la gravité de la rougeole succédant à la scarlatine. Si la rougeole apparaît peu de temps après la scarlatine, la broncho-pneumonie survient d'autant plus fréquemment que l'intervalle entre les deux fièvres éruptives est plus court; le pronostic est très sombre. Une rougeole survenant après la scarlatine, mais séparée d'elle par un assez long intervalle, évolue sans être influencée par la scarlatine antérieure. Les raisons de ce pronostic variable sont que la scarlatine exalte la virulence du milieu bucco-pharyngé et que cette virulence s'atténue; si la rougeole survient au bout d'un certain temps; si la rougeole survient alors que le temps nécessaire à l'atténuation de la virulence s'est écoulé, la seconde fièvre éruptive n'a pas de gravité particulière. Il faut aussi tenir compte, pour le pronostic, des cas où la rougeole est survenue assez longtemps après le début de la scarlatine, mais dans lesquels une complication de la scarlatine a maintenu la virulence du milieu buccal; dans ce cas encore, le pronostic est plus grave.

Gouget a relevé, dans la littérature médicale, 410 cas de rougeole post-scarlatineuse, avec 135 décès, soit une mortalité de 32,69 p. 100. Mais, en 1908, ayant eu dans son service 39 cas de rougeole consécutive à la scarlatine, il a vu tous ces cas se terminer par la guérison. Le pronostic de la rougeole post-scarlatineuse est donc beaucoup moins sombre qu'autrefois; avec l'isolement individuel, l'hygiène et l'antisepsie, la mortalité peut être extrêmement réduite.

Scarlatine et variole.

Cette association pathologique ne s'observe plus aujourd'hui que la variole est devenue si rare. Sanné l'a étudiée dans toutes ses modalités. La scarlatine peut apparaître la première; les deux maladies restent alors souvent indifférentes l'une à l'autre et suivent leur cours régulier; cependant, la terminaison a été fatale dans bon nombre de cas, surtout chez les enfants; dans d'autres, les complications scarlatineuses et varioliques furent nombreuses et graves. On a vu parfois scarlatine et variole exister ensemble (Stannius, Rilliet et Barthez). La dernière combinaison des deux fièvres éruptives consiste dans l'irruption de la scarlatine après la variole; à Hambourg, en 1872, neuf malades furent atteints de scarlatine, du septième au onzième jour de la variole; Bez a réuni 35 cas de scarlatine apparaissant du deuxième au quatrième jour de la variole et, sur ces 35 cas, huit se terminèrent par la mort, presque toujours par le fait de complications scarlatineuses.

Scarlatine et varicelle.

Les scarlatineux contractent quelquefois la varicelle dans les hôpitaux; d'après Gouget, il est difficile de se débarrasser de la varicelle quand elle a envahi un service d'enfants; en 1908, Gouget a eu des cas de varicelle chez ses scarlatineux pendant toute l'année, soit en tout 40 cas; aucune de ces varicelles n'entraîna de complications et tous ces malades guérirent. D'après Nobécourt et Milhit (1), la varicelle post-scarlatineuse aurait souvent une éruption plus forte et une fièvre plus élevée, tout en conservant un pronostic bénin. Antoine signale comme particulièrement graves les varicelles post-scarlatineuses et Variot a vu un cas mortel, avec des vésicules suppurées puis phagédéniques. Dans les observations de scarlatine-varicelle recueillies par Teissier et Duvoir à l'hôpital Claude-Bernard, le pronostic ne fut pas grave.

(1) *Société de Pédiatrie*, juin 1909.

On cite quelques cas de l'association de trois fièvres éruptives : scarlatine-rougeole-varicelle (Barthélemy, Gouget).

Scarlatine et vaccine.

Dans les hôpitaux d'enfants, où l'on fait des revaccinations anti-varioliques, on a quelquefois l'occasion d'observer l'association scarlatine-vaccine. Mlle Dermer (1) a étudié, cliniquement et expérimentalement, l'influence de la scarlatine sur la virulence du vaccin et sur le processus anatomo-clinique de la vaccine. Voici les conclusions de cet important travail : les lésions de revaccination au cours de la scarlatine évoluent selon le type accéléré et précoce; si la revaccination est faite durant la période éruptive, les réactions, tout en étant accélérées, présentent une intensité très grande des éléments pustule et aréole, généralement en rapport avec l'éruption scarlatineuse. En cas de revaccination faite pendant la convalescence de la scarlatine, les réactions vaccinales aboutissant à la suppuration sont rares; les types qui prédominent sont la réaction précoce et la réaction accélérée n'aboutissant pas à la suppuration. D'après quelques recherches expérimentales, il semble bien que le sérum du scarlatineux, en pleine période d'éruption, n'exerce aucune influence sur la virulence du vaccin; l'exagération du processus anatomo-clinique de la vaccine chez les scarlatineux résulte donc plus vraisemblablement des conditions tégumentaires réalisées par la fièvre éruptive (Sofia Dermer).

(1) *Thèse de Paris*, 1921.

Scarlatine et érysipèle.

Association rare, ce qui surprend, étant donnée l'importance des infections streptococciques dans la scarlatine et ce qui fournit un argument contre la théorie qui fait de la scarlatine une streptococcie.

On trouve quelques observations déjà anciennes d'érysipèle survenu au décours de la scarlatine. Jaccoud (1) en a publié une, avec des remarques sur la parenté bactériologique qui unit les deux affections ; il rapporte le cas d'Henoch qui, en examinant la gorge d'un enfant atteint de scarlatine, reçut au visage quelques parcelles d'enduit amygdalien; Henoch eut un érysipèle de la face.

La thèse de Jenot (2) met bien au point cette question. L'érysipèle qui apparaît chez un scarlatineux est dû à une contagion par contiguité et non à une streptococcie, comme le démontrent sa localisation à la face ou à son voisinage immédiat, sa prophylaxie par la désinfection du rhino-pharynx et l'observation de certaines épidémies. L'érysipèle peut survenir quelques heures avant l'éruption et, en ce cas, il est lié à l'angine ; exceptionnel pendant la période d'éruption, il complique ordinairement la période de convalescence, au moment du syndrome infectieux secondaire. Cet érysipèle de la convalescence évolue localement comme s'il n'était pas associé à la scarlatine ; les symptômes généraux sont toujours très atténués ; les complications sont rares, sauf quelquefois un peu d'albuminurie ou même une néphrite hémorragique passagère. Cependant, quand le streptocoque de l'angine scarlatineuse présente une

(1) *Gaz. des Hôpitaux*, 18 juin 1891.

(2) De l'érysipèle au cours de la scarlatine. *Thèse de Paris*, 1920.

virulence particulièrement exaltée, comme on l'a observé en 1919 et en 1920, la pronostic peut être moins favorable (Jenot).

Scarlatine et coqueluche.

Sanné a vu une fois la coqueluche survenir le neuvième jour d'une scarlatine simple ; l'enfant eut une broncho-pneumonie, de la gangrène de la bouche et succomba. Quant à la scarlatine secondaire à la coqueluche, Sanné en a recueilli onze cas ; les complications furent celles et de la coqueluche et de la scarlatine : broncho-pneumonie, albuminurie, anasarque, pleurésie. La mortalité fut considérable, cinq décès sur onze cas. Un des décès fut causé par une phtisie aiguë.

Scarlatine et fièvre typhoïde.

Il est rare que la fièvre typhoïde survienne chez un scarlatineux ; la fièvre typhoïde recherche les gens bien portants, s'adresse peu aux malades. Quelquefois, dans les hôpitaux, les scarlatineux contractent la fièvre typhoïde alors qu'ils sont déjà à une période avancée de leur convalescence ; mais, en somme, ces cas sont très exceptionnels.

La coexistence absolue de la fièvre typhoïde et de la scarlatine est aussi très rare ; Sanné a même écrit qu'il n'en existait pas d'exemple bien concluant, que ceux qu'on a voulu désigner ainsi ne sont que des scarlatines à forme ataxo-adynamique. Avec le séro-diagnostic, on peut aujourd'hui savoir si la fièvre typhoïde est associée à une scarlatine ataxo-adynamique et reconnaitre en toute circonstance la coexistence des deux infections. Sébilleau et Ollion (1) ont

(1) *Gaz. méd. de Nantes*, 15 mai 1922.

ainsi publié une observation très démonstrative de scarlatine et fièvre typhoïde associées : une fillette de 13 ans présenta le 6 août des signes évidents de scarlatine (gorge et éruption) ; le 16 août, alors que les phénomènes angineux et l'éruption ont disparu, l'enfant a encore une température de 38°5 à 39° ; le 20 août, on constate, avec une température restant élevée, du gargouillement dans la fosse iliaque droite, de l'hypertrophie de la rate ; le séro-diagnostic fut positif avec le bacille d'Eberth ; la température tomba en lysis et l'enfant guérit.

Les faits de scarlatine se développant dans le cours d'une fièvre typhoïde sont plus communs ; la scarlatine secondaire à la fièvre typhoïde a été observée par Eichhorst, Murchison, Sanné ; elle est apparue du sixième au vingt-troisième jour de la dothiénentérie. Les deux maladies suivent leur cours à peu près régulièrement, sans beaucoup se modifier Le diagnostic différentiel avec la fièvre typhoïde compliquée d'érythème scarlatiniforme est souvent très difficile à faire.

Scarlatine consécutive aux opérations. Scarlatine chirurgicale.

Nous avons déjà dit ce que nous pensions sur l'étiologie de la scarlatine chirurgicale. Au point de vue clinique, cette scarlatine des blessés ou des opérés ne présente pas de caractères particuliers et la mortalité n'est pas plus élevée. Ce qui est surtout intéressant, c'est l'influence de la scarlatine sur l'affection chirurgicale primitive ou la plaie opératoire ; cette influence est toujours fâcheuse, l'évolution et la cicatrisation de la plaie sont profondément troublées (Sanné). Hutinel a très complètement décrit les modifications que la scarlatine imprime aux plaies ou aux suites opératoires : dans la majorité des cas, les plaies ouvertes s'infectent, suppurent et présentent des lésions nécrotiques; les foyers fermés (tuberculeux, syphilitiques, néoplasiques) sont, par contre, peu modifiés. Les cicatrices récentes des plaies aseptiques ne tardent pas à s'infecter, à suppurer, avec des points de nécrose; après les opérations, telles que staphylorraphie, traitement du bec de lièvre, de l'hypospadias, une scarlatine secondaire retarde la guérison et compromet les suites de l'opération. Lorsque la scarlatine éclate moins de sept jours après l'intervention chirurgicale, l'infection de la plaie est très probable (huit fois sur dix); à mesure qu'on s'éloigne du septième jour, les risques de suppuration diminuent progressivement (Hutinel).

Scarlatine obstétricale.

L'appellation scarlatine obstétricale, employée par Weill et Péhu, nous paraît préférable à celle de scarlatine puerpérale; elle a le double avantage d'englober les cas de scarlatine pendant la grossesse et de dissocier, pour la scarlatine des accouchées, la fièvre éruptive et l'infection puerpérale. La scarlatine dite puerpérale n'a rien de commun avec l'infection puerpérale.

La scarlatine pendant la grossesse, dont l'étude a été bien faite par Barbail (1), est très rare. Au cours d'une épidémie frappant les maternités de Paris en 1825, Senn a vu les femmes enceintes rester indemnes. Cette rareté est fort heureuse, car l'association grossesse-scarlatine présente de grands dangers, l'influence de la scarlatine sur la grossesse et de la grossesse sur la scarlatine étant, l'une et l'autre, également mauvaises. En effet, la scarlatine provoque habituellement l'interruption de la grossesse, par

(1) *Thèse de Toulouse*, mars 1913.

avortement ou accouchement prématuré ; la grossesse a aussi une influence défavorable sur la scarlatine et aggrave beaucoup le pronostic ; la mortalité de la scarlatine chez les femmes enceintes atteint 20 p. 100.

La scarlatine des femmes récemment accouchées était autrefois très fréquente dans les maternités des hôpitaux, dans les grandes villes, parfois même à la campagne. Vers le milieu du XVIIIe siècle, dans un vallon de la Haute-Auvergne, les cas en furent si nombreux que les jeunes filles redoutaient le mariage (1). Aujourd'hui, les épidémies de scarlatine puerpérale sont devenues exceptionnelles ; cependant, en 1909, Siméon Bernard (2) relate dans sa thèse neuf cas observés en six mois à la maternité de l'Hôtel-Dieu de Lyon ; Teissier et Duvoir signalent une épidémie grave d'infection puerpérale et de scarlatine qui a sévi à Paris durant les années 1919 et 1920 ; en 1922, Thouveny (3) a fort bien étudié 11 cas de scarlatine puerpérale survenus à la maternité de Lyon ; il a fait, dans le service de Mouriquand, des recherches intéressantes sur cette forme de scarlatine, en particulier pour essayer de la distinguer des érythèmes scarlatiniformes de l'infection puerpérale en utilisant la méthode de Schultz-Charlton, basée sur le phénomène de l'extinction.

C'est en effet la confusion possible entre les érythèmes scarlatiniformes dus à une septicémie puerpérale et les scarlatines authentiques des accouchées qui a longtemps rendu cette question très obscure, d'autant plus que les scarlatines des accouchées ont une forme un peu particulière, étant modifiées par l'état puerpéral, peut-être parce que le virus scarlatin pénètre dans l'organisme, non plus par la gorge, mais par les organes génitaux.

(1) HERVIEUX, Traité des maladies puerpérales. Paris, 1870.
(2) *Thèse de Lyon*, juillet 1909.
(3) *Thèse de Lyon*, juillet 1922.

La scarlatine frappe surtout les primipares ; elle se déclare, d'après Hervieux, dès le premier ou le second jour après l'accouchement ; mais l'exanthème peut survenir un peu plus tardivement ; dans les cas de Thouveny, ce fut du 3e au 5e jour. L'incubation est courte, 24 à 48 heures ; l'invasion, rapide, de quelques heures à deux jours ; tous les observateurs s'accordent à reconnaître que les phénomènes angineux sont peu marqués, que l'on trouve seulement, en examinant la gorge, de la rougeur sur l'isthme du gosier et le voile du palais. L'éruption prédomine et persiste autour du bassin et des organes génitaux (Hervieux, Sanné), au thorax et à l'abdomen plutôt qu'aux membres (Thouveny) ; elle s'accompagne fréquemment de miliaire avec des vésicules sphéroïdes, comme une tête d'épingle au début, ensuite plus grosses, remplies d'un liquide d'abord transparent, puis trouble. Quant à l'influence de la scarlatine sur les organes génitaux, elle peut être nulle, les lochies restant normales ; dans quelques cas, il y a, en même temps, métrite, péritonite et phlébite utérine. Des malades de Thouveny, quelques-unes conservèrent un utérus normal ; dans deux cas qui se terminèrent par la mort, l'utérus était nettement infecté et l'infection puerpérale était associée à la scarlatine ; le syndrome scarlatin peut donc être associé à l'état puerpéral ou le favoriser. Pour Thouveny, la fièvre scarlatine (apportée de l'extérieur) a été, chez ses malades, le fait initial et a présenté, à titre de complication locale, des signes d'infection sur l'utérus.

Sanné insiste sur la grande intensité des symptômes généraux. La scarlatine des accouchées est presque toujours une forme ataxo-adynamique, gastro-intestinale, hémorragique ; les troubles intestinaux sont particulièrement fréquents, d'une grande violence ; la diarrhée entraîne souvent la mort par l'abondance et la répétition des selles.

Le pronostic est très grave : « La léthalité, bien que non absolue, comme l'ont pensé certains auteurs, est cependant très étendue. » (Sanné.) D'après Wurtz, le pronostic semble devoir diminuer de gravité depuis le méthode antiseptique. Il y aurait peut-être à reviser cette question du pronostic en distinguant bien, ce qu'on ne faisait pas autrefois, la scarlatine des accouchées, avec et sans infection puerpérale, et les érythèmes scarlatiniformes de l'infection puerpérale. Mais, alors même que l'on fait cette distinction, le pronostic de la scarlatine authentique des accouchées reste infiniment plus grave que celui de la scarlatine banale : sur 11 malades de Thouveny, six ont succombé.

En définitive, les femmes récemment accouchées peuvent être atteintes d'une scarlatine, d'aspect clinique un peu spécial sans doute, mais qui n'est qu'une forme de la scarlatine. Thouveny, Pavlovitch (1) attachent une grande importance à la constatation du phénomène de l'extinction pour affirmer qu'il s'agit bien de la scarlatine ; le phénomène de l'extinction qui a été observé semble être important, écrit Thouveny, pour trancher le débat qui a été si longtemps en suspens entre la scarlatine et l'infection puerpérale ; plus affirmatif encore, Pavlovitch déclare que le phénomène de l'extinction ne permet plus de discuter, que la réalité de la scarlatine puerpérale est hors de doute. Mais était-il vraiment nécessaire d'attendre le phénomène de Schultz-Charlton pour affirmer la réalité de la scarlatine dite puerpérale ? La clinique suffisait ; on sait depuis longtemps que la scarlatine puerpérale engendre la scarlatine ordinaire et on trouve encore un exemple de ce fait dans l'excellente thèse de Thouveny : une petite fille de deux ans contracta la

(1) Le phénomène d'extinction de Schultz-Charlton et le diagnostic de la scarlatine. *Thèse de Lyon*, 1922.

scarlatine après plusieurs visites rendues à sa mère en couches à la maternité de l'Hôtel-Dieu au moment de l'épidémie. J'ai vu deux scarlatines puerpérales suivies l'une et l'autre de cas de scarlatine dans leur entourage. Les recherches faites par Mouriquand et Léorat, Thouveny, Pavlovitch sur l'application du phénomène de Schultz-Charlton au diagnostic de la scarlatine puerpérale ont cependant un grand intérêt ; nous possédons maintenant, grâce à leurs travaux, une preuve de plus que la scarlatine dans les suites de couches est bien une forme clinique de cette fièvre éruptive.

Scarlatine et tuberculose.

On lit dans Rilliet et Barthez que la tuberculose et la scarlatine sont deux maladies de génie différent, qu'elles se répugnent et s'excluent en quelque sorte. Cette opinion contient une part de vérité, mais elle n'est pas absolument exacte. La scarlatine peut frapper un tuberculeux ; le fait est relativement rare d'après Sanné qui, sur 86 cas de scarlatine secondaire, n'en a vu que 7 chez des tuberculeux. Lorsqu'il s'agit d'un phtisique avancé, la scarlatine devient alors la maladie terminale ; l'exanthème apparaît péniblement, reste pâle et la mort arrive promptement.

Les cas les plus intéressants sont ceux de scarlatine chez des sujets ayant une tuberculose indiscutable, mais peu avancée dans son évolution, ou une tuberculose latente. Chez les malades dont la tuberculose est indiscutable, la scarlatine peut être légère, indifférente dans ses suites ; dans d'autres cas, elle hâte la marche de la maladie et on voit des phtisies qui avaient évolué lentement parcourir rapidement leurs dernières périodes (Sanné).

Chez des sujets déjà tuberculeux, mais d'une manière latente, la scarlatine agit comme toute perturbation grave de l'économie en détruisant l'équilibre qui s'était maintenu jusque là (Sanné). Les travaux les plus récents confirment cette description faite par Sanné de la scarlatine chez les tuberculeux. De Rochely cite cinq cas où la tuberculose antérieure reçut comme un coup de fouet après la scarlatine. Simonin (1) a vu 4 cas de généralisation bacillaire; Hutinel (2) cite trois cas de granulie à marche rapide. Toupance relate ces faits et d'autres où survint une poussée congestive autour d'un foyer pulmonaire tuberculeux. J'ai vu un jeune homme atteint de sclérose bacillaire d'un sommet avoir une hémoptysie le vingtième jour de la scarlatine.

Il faut donc retenir que, si la scarlatine n'est pas tuberculisante comme la rougeole et la coqueluche, elle peut cependant, dans quelques cas rares, réveiller une tuberculose latente et devenir ainsi le point de départ d'une poussée évolutive.

(1) *Soc. méd. des Hop, de Paris*, 27 juin 1902.
(2) *Bulletin medical*, 22 juillet 1914.

CHAPITRE VIII

DIAGNOSTIC

Jusqu'à ces dernières années, le diagnostic était basé uniquement sur l'examen clinique du malade; diverses méthodes ont été récemment conseillées, qui s'adressent à des réactions biologiques. Celles-ci sont instructives au point de vue de la pathologie générale, elles répondent à des faits d'un grand intérêt scientifique, mais, pratiquement, il faut savoir faire le diagnostic de scarlatine sans procédés d'application difficile ou de technique délicate. Avec de bons yeux, avec un examen attentif, avec un interrogatoire méthodique du malade ou de son entourage, on reconnaîtra la scarlatine plus simplement qu'en recherchant l'extinction de l'exanthème par une injection de sérum humain dans le derme du malade suspect, méthode qui n'est pas partout utilisable.

Le diagnostic clinique est à faire aux diverses périodes de la maladie (1). Pendant l'invasion, la scarlatine ne peut guère être confondue avec la *rou-*

(1) M. Brelet, Diagnostic des fièvres éruptives. *Gaz. des Hôpitaux*, 1923, n°s 90 et 92.

geole; le début de celle-ci est marqué par des symptômes bien différents : catarrhe oculo-nasal ; courbe thermique avec une ascension habituellement moins rapide, avec une rémission le troisième jour ; et surtout un enanthème très spécial sur la muqueuse buccale, le signe de Koplik. La *variole* a une invasion brutale-violente, avec un frisson prolongé, une température à 40° ; quelquefois le malade a des vomissements ; c'est un peu le même tableau que celui d'une scarlatine intense et, pour compléter la ressemblance, vers le deuxième ou le troisième jour, peuvent apparaître, dans la variole, des érythèmes précédant l'éruption variolique, des rash ayant le plus souvent le type de l'exanthème scarlatineux ; c'est un rash qui débute par les aines, envahit les cuisses et l'abdomen, existe aussi aux aisselles et au tronc. Mais, dans la variole, l'état général est encore plus gravement atteint que dans la scarlatine, les symptômes nerveux (délire chez les adultes, convulsions chez les enfants) sont très intenses ; de plus, le varioleux a des douleurs de reins sourdes et contusives, ou lancinantes, c'est la rachialgie qui s'accompagne parfois de troubles de la miction, parfois encore d'impotence des membres inférieurs allant jusqu'à la paraplégie. Une autre considération dont il faut tenir compte pour le diagnostic, c'est la notion d'épidémie ; la variole n'existe pour ainsi dire plus, si bien que le diagnostic de variole n'a pas souvent à être porté. Mais, au temps où régnait la variole, les deux affections devaient être souvent confondues, au moins pendant les premiers jours.

On observe quelquefois dans la *varicelle*, avant l'apparition des bulles si caractéristiques, un rash scarlatiniforme. Le Cerf, Comby ont insisté sur ces rash qui peuvent conduire au diagnostic erroné de scarlatine ; d'Halluin (1) a rassemblé, dans sa thèse, avec

(1) *Thèse de Lille*, février 1920.

des observations personnelles, ce qui avait été antérieurement écrit sur cette question. Les rash de la varicelle ne sont pas accompagnés des symptômes généraux de la scarlatine ; ils ont une durée éphémère, ne sont pas suivis de desquamation.

Avec son début brutal (fièvre, troubles gastro-intestinaux), la scarlatine ne se distingue pas, dans les premières heures, d'une *pneumonie*, d'une *grippe* et même d'une *fièvre typhoïde* à début brusque, forme qui n'est pas rare dans l'enfance. Mais, dès l'invasion, les symptômes et signes amygdalo-pharyngés orientent le diagnostic ; on doit toujours penser à la scarlatine en présence d'une affection à début brusque marqué par de la fièvre, des troubles gastro-intestinaux et des symptômes pharyngiens. Si l'on n'y pense pas, on fait le diagnostic d'angine, qu'il faut réformer le lendemain si l'éruption apparaît, et qui, en cas d'éruption discrète et fugace, reste définitif avec tous les inconvénients, aussi bien pour le malade que pour son entourage, d'une scarlatine méconnue. Chez tout malade atteint d'angine, il faut donc songer à la possibilité d'une scarlatine, la chercher dès le premier jour et les deux ou trois jours suivants (Comby). On tiendra grand compte de l'aspect de la langue qui est, dès le début, assez particulier.

Dans beaucoup de cas, le diagnostic devra donc être réservé pendant 24 ou 48 heures. Nous verrons, au chapitre de la prophylaxie, quelles mesures il convient de prendre. Ce sont ces malades qui, dans les familles, doivent être déjà isolés ; qui, dans les hôpitaux, doivent être dirigés vers le service des douteux. S'ils entrent dans une salle de scarlatineux sans avoir la scarlatine, ils risquent de la contracter ; sont-ils scarlatineux, s'ils entrent dans une salle de médecine générale, ils contaminent leurs voisins ou le personnel infirmier.

A la période d'éruption, la scarlatine ne ressemble

pas du tout à la *rougeole*; dans celle-ci, l'éruption débute derrière les oreilles, sur le front, le cou, puis sur le reste du visage ; ce sont des macules isolées, petites taches rouges ayant à peine la dimension d'une lentille ; elles deviennent bientôt plus grandes et plus nombreuses, se réunissent en grappe mais en laissant par places des intervalles de peau saine. L'éruption gagne ensuite le tronc et les membres, en macules rouges et en taches, mais, comme il y a toujours sur le corps des intervalles entre les groupements éruptifs, cet exanthème, chez un malade ayant les yeux bouffis et larmoyants, les conjonctives injectées, du coryza et de la toux, ne peut guère être confondu avec celui de la scarlatine.

Il est inutile d'insister sur le diagnostic différentiel de la scarlatine et de la *variole*. Si les rash scarlatiniformes de la variole pouvaient au début faire porter à tort le diagnostic de scarlatine, quand les macules, papules et vésicules varioliques apparaissent, l'erreur n'est plus possible.

La rubéole et la quatrième maladie ressemblent davantage à la scarlatine. Dans sa forme la plus typique, la *rubéole* a surtout, comme éléments éruptifs, de petites macules roses, rondes ou ovales, qui rappellent la rougeole discrète ; mais parfois les taches de rubéole deviennent confluentes, forment des placards rouges, irréguliers et alors on peut croire à une scarlatine. On remarquera que, dans la rubéole, il existe des macules isolées à côté des placards rouges, si bien que la rubéole devient ainsi une combinaison d'érythème scarlatiniforme et d'érythème morbilliforme. La rubéole a aussi, comme signe assez particulier, une hypertrophie des ganglions lymphatiques assez généralisée avec prédominance au cou ; ce symptôme manque parfois; quand il existe et surtout quand les ganglions des aines, des aisselles sont tuméfiés, il prend une grande importance pour le diagnostic.

Sous le nom de *quatrième maladie*, Clément Dukes a décrit, en 1900, une fièvre éruptive qui a le même exanthème que la scarlatine et la bénignité de la rubéole ; il l'a observée chez des enfants ayant eu déjà la rubéole ou la scarlatine. Cette quatrième maladie se rapproche beaucoup de la rubéole scarlatineuse étudiée en 1884 par Filatow. Après une incubation de neuf à vingt jours, survient un malaise général et une éruption abondante, généralisée, nettement scarlatiniforme ; les amygdales sont rouges, les ganglions du cou légèrement augmentés de volume ; la langue, saburrale, ne se dépouille pas comme dans la scarlatine. Pendant trois ou quatre jours, le malade a de la fièvre, 38 à 39°, puis la température baisse rapidement ; la desquamation se fait ensuite comme après la scarlatine. Cette quatrième maladie ressemble donc singulièrement à la fièvre scarlatine ; Dukes l'en a séparée parce qu'il l'a observée chez des sujets ayant déjà eu la scarlatine. Cet argument n'a pas grande valeur puisque la scarlatine peut récidiver. Aussi Hutinel et Martin conseillent-ils de traiter les enfants atteints de la quatrième maladie comme les scarlatineux. Nobécourt (1) déclare que la quatrième maladie n'est pas encore nettement individualisée ; Apert (2) la rapproche des scarlatines bénignes. Quant à la *cinquième maladie*, décrite en Allemagne et en Autriche, c'est une variété de la rubéole.

La *suette miliaire* a pu parfois être confondue avec la scarlatine. On tiendra compte du début de la maladie, la suette ayant un début bien spécial par des sueurs profuses et des accidents nerveux (étouffement, palpitations, barre épigastrique, angoisse). Après 3 ou 4 jours apparaît une éruption qui peut prendre trois

(1) *Précis de Médecine des Enfants*, Paris, 1922.
(2) *Précis des Maladies des Enfants*, Paris, 1920.

aspects : morbilliforme, scarlatiniforme ou purpurique. Le plus habituellement, l'exanthème est polymorphe et s'accompagne toujours de miliaire, avec de très petites papules acuminées qui deviennent des vésicules.

On distinguera encore la scarlatine des éruptions médicamenteuses, des érythèmes toxi-infectieux et de l'érythème scarlatiniforme desquamatif récidivant. Parmi les *éruptions médicamenteuses* pouvant présenter le type scarlatineux, on cite les éruptions dues à la belladone, à l'antipyrine, à la quinine, au chloral; elles apparaissent sans fièvre, sans symptômes amygdalo-pharyngés ; le diagnostic est donc facile. Les érythèmes déterminés par le mercure sont d'une différenciation plus délicate ; l'ingestion de protoiodure de mercure, de calomel, les frictions à l'onguent napolitain, les injections de sublimé peuvent provoquer un érythème scarlatiniforme avec des symptômes généraux et locaux dont la réunion rappelle beaucoup la scarlatine : le début se fait par de la fièvre, de la céphalée, de la sécheresse bucco-pharyngée ; puis l'éruption apparaît aux aines et au ventre, consistant en un granité sur placards cramoisis ; l'érythème reste localisé ou se généralise; en même temps, la stomatite augmente d'intensité, quelquefois même la langue desquame. Le malade a des troubles gastro-intestinaux (vomissements, diarrhée) et nerveux plus ou moins intenses ; la desquamation au niveau des régions qui ont été le siège de l'éruption survient assez rapidement, ressemblant absolument à celle de la scarlatine. Dans ces formes graves d'hydrargyrisme, le diagnostic serait impossible sans la notion d'étiologie (Moizard) ; cependant la salivation mercurielle existe presque toujours et doit attirer l'attention (Hutinel et Martin).

Les *érythèmes postarsénobenzéniques* ont été très étudiés depuis la pratique du 606; les médecins allemands en donnèrent les premières observations; Milian les décrivit en 1917; Nicolas, à Lyon, leur a consacré plusieurs importants travaux. On trouvera tous ces faits bien exposés dans une revue générale de Boutelier (1). Du septième au douzième jour après l'injection, le malade est pris de malaise, de céphalée, de diarrhée et la température atteint 39°; il n'est pas rare de voir simultanément une rougeur parfois œdémateuse de la muqueuse bucco-pharyngée; l'érythème, qui survient ensuite, est souvent du type scarlatinoïde; il débute de préférence aux plis articulaires, a une coloration du rouge clair au rouge vif, s'étend plus ou moins, couvrant parfois tout le corps. Ces éruptions simulent de près la scarlatine, puisqu'elles peuvent s'accompagner de signes généraux intenses, de vomissements et de diarrhée, d'enanthème bucco-pharyngé; la langue même se dépouille parfois. L'érythème scarlatinoïde dure, en moyenne, de trois à six jours, mais peut se prolonger une semaine ou davantage. Après une série d'injections nombreuses, on voit aussi quelquefois survenir tardivement une érythrodermie avec rougeur scarlatiniforme des téguments, œdème et infiltration dermique, rougeur suivie de desquamation abondante avec doigts de gant et semelles. Pour le diagnostic, il est imposé par la notion du traitement antérieur.

L'érythème scarlatiniforme consécutif à une injection de sérum antidiphtérique est parfois tellement voisin de la scarlatine que Marfan (2) le décrit sous le nom de scarlatinoïde métadiphtérique; il semble bien qu'un certain nombre de ces cas soient en réalité, dans les hôpitaux d'enfants, de la véritable scarlatine. Les autres sont des érythèmes toxi-infectieux, d'origine streptococcique. Quant aux éruptions véritable-

(1) *Gazette des Hôpitaux*, 24 février 1923.
(2) *Leçons cliniques sur la Diphtérie*. Paris 1905.

ment sériques, du type urticarien, ou du type maculeux et papuleux, elles ne ressemblent nullement à la scarlatine.

Les *érythèmes toxi-infectieux* qui apparaissent au cours des maladies infectieuses, en particulier au cours de la fièvre typhoïde, posent parfois des problèmes difficiles de diagnostic différentiel ; ils sont souvent du type scarlatiniforme et Taupin, qui les a bien observés en 1832, les considérait comme des éruptions scarlatineuses. On peut en effet supposer qu'autrefois, avant l'isolement des contagieux, les typhiques contractaient fréquemment la scarlatine à l'hôpital. Mais, aujourd'hui, on sait distinguer les érythèmes toxi-infectieux de la scarlatine ; Hutinel et Martin de Gimard ont, en 1890, posé la question telle qu'elle devait l'être et, depuis leurs travaux, on a fait une étude approfondie des érythèmes dans la fièvre typhoïde, la diphtérie, la grippe. Poisot a donné dans sa thèse (1) un exposé très complet de ce syndrome érythémateux : l'érythème est de type éruptif variable, le plus souvent polymorphe, morbilliforme ou scarlatiniforme, fréquemment péri-articulaire, susceptible d'aboutir à la desquamation et de présenter des rechutes ; dans une forme bénigne, l'éruption constitue toute la symptomatologie ; dans la forme grave, d'autres symptômes apparaissent : vomissements, diarrhée, chute thermique, état général mauvais avec prostration. Ces érythèmes ne sont pas des fièvres éruptives associées à la maladie dont le sujet est atteint ; ce ne sont pas des érythèmes médicamenteux ; pour Poisot, ce ne sont pas des érythèmes infectieux sous la dépendance d'une septicémie secondaire, mais plutôt des éruptions en rapport avec des lésions toxiniques des parenchymes glandulaires,

(1) Les erythèmes graves (syndrome érythémateux) principalement au cours de la fièvre typhoïde. *Thèse de Paris*, 1908.

en particulier du foie ou des reins. Quelle que soit la pathogénie admise, le problème clinique se pose ainsi : un malade a la fièvre typhoïde, la grippe, une pneumonie; survient un érythème scarlatiniforme; est-ce une scarlatine chez un typhique, un pneumonique ou un érythème toxi-infectieux ? Les éléments du diagnostic se trouvent dans l'état de la muqueuse bucco-pharyngée qui présente ou non l'aspect de la gorge des scarlatineux, et dans les caractères de l'éruption, l'érythème toxi-infectieux étant surtout péri-articulaire et toujours un peu polymorphe. (Poisot.)

L'érythème scarlatiniforme desquamatif (dermatite exfoliatrice récidivante) a comme principal caractère la discordance entre le peu de gravité des symptômes généraux et l'intensité de l'éruption ; il ne s'accompagne pas du syndrome bucco-pharyngé de la scarlatine; la desquamation est précoce, apparaissant alors que l'éruption est encore dans son plein développement; cette desquamation est d'ailleurs considérable, déterminant même la chute des poils et des ongles. La dermatite exfoliatrice étant récidivante, à la seconde ou troisième atteinte, cette notion de récidive aura une grande valeur pour le diagnotic, puisque les récidives de la scarlatine sont exceptionnelles.

L'étude du diagnostic de la scarlatine à la période d'éruption nous montre donc que l'érythème scarlatineux n'est pas, en somme, pathognomonique : d'autres érythèmes peuvent lui ressembler beaucoup et seraient facilement confondus avec lui si l'on ne tenait le plus grand compte des symptômes que la scarlatine détermine au niveau de la gorge et de la langue. Ces symptômes ont une importance capitale.

Rappelons encore la fréquence des formes frustes, des scarlatinettes; on recherchera à rendre l'éruption plus apparente par les divers procédés indiqués au chapitre des symptômes. L'examen de la langue permettra souvent de faire le diagnostic de scarlatine et d'isoler le malade, pour son plus grand bien et celui de son entourage.

Dans quelques cas, par suite de diverses circonstances, le médecin n'est appelé à examiner un malade pour la première fois que vers le dixième ou douzième jour ; à ce moment, l'éruption peut avoir disparu et la desquamation n'avoir pas encore commencé. Le diagnostic sera alors très difficile ; Achard a relaté (1) une observation de ce genre, qui est très instructive : un homme de trente ans entre à l'hôpital Beaujon, dans un état de prostration profonde, avec une température à 40°, un pouls à 130 ; les amygdales sont un peu grosses, irrégulières, mais sans exsudat, la langue, saburrale, les urines, albumineuses. Cet homme disait avoir eu, une douzaine de jours avant son entrée à l'hôpital, un violent mal de gorge, quelques rougeurs sur les jambes et le ventre, puis des points blancs dans la gorge. On pouvait donc se demander si c'était une angine simple avec érythème médicamenteux, une angine diphtérique ou une scarlatine ; on inclinait vers l'hypothèse d'angine simple quand le malade commença à desquamer ; c'était donc une scarlatine entrée dans un service de médecine générale ; et cette scarlatine en engendra deux autres, l'une chez un malade de la salle, l'autre chez la surveillante. Achard fait remarquer qu'il y a, au cours de la scarlatine, un moment où, l'angine et l'éruption ayant disparu et la desquamation n'étant pas encore suffisamment nette, si l'on n'a pas de renseignements précis sur la maladie, la scarlatine est aisément méconnue ou reste fort douteuse.

C'est donc quelquefois à la période de desquama-

(1) Contagion de scarlatine méconnue. *Journal des Praticiens*, 3 février 1923.

tion seulement que l'on fait le diagnostic, soit que la desquamation permette de réformer un autre diagnostic primitivement porté et reconnu inexact à l'apparition de ce dernier symptôme, soit que le malade desquamant ait été peu gravement atteint au moment de l'éruption et ne se soit pas fait alors examiner par un médecin. La desquamation permet aussi d'affirmer le diagnostic en cas de scarlatine fruste. Voici, par exemple, un malade atteint de symptômes angineux; on se méfie de la scarlatine parce que la gorge est d'une rougeur écarlate, parce que le malade se trouve dans un milieu où règne cette maladie; on cherche l'éruption, on ne la trouve pas, car elle peut être très légère et très fugace; il faut alors tenir le malade isolé en observation et, quelques jours plus tard, la desquamation permet de se prononcer.

Dans d'autres cas encore, la scarlatine a été méconnue; le malade, très légèrement atteint, ne s'est soumis à aucun examen médical ou, s'il s'y est soumis, a été incomplètement examiné. Ce peut-être alors l'apparition d'une complication qui permet de revenir, par l'interrogatoire, sur les symptômes antérieurs et d'arriver à diagnostiquer rétrospectivement la scarlatine. J'ai cité le cas d'une fillette qui avait une otite, complication d'une scarlatine passée inaperçue; assez souvent, ce sont des symptômes d'ordre rénal, des œdèmes, de l'albuminurie qui font rechercher la possibilité d'une scarlatine récente.

Quand on a vu beaucoup de cas de scarlatine, quand on connaît bien les scarlatinettes, les scarlatines apyrétiques, les éruptions fugaces, on adopte comme principe fondamental qu'il faut toujours penser à la scarlatine, qu'on ne doit pas hésiter à tenir longtemps en observation des malades n'ayant eu qu'un syndrome scarlatineux fruste, surtout quand, dans leur entourage, il y a déjà eu un cas de scarlatine. C'est ainsi que j'ai considéré comme ayant la scarlatine, et par conséquent isolé, trois enfants ayant eu un léger malaise fébrile après avoir été en contact avec une de leurs cousines atteinte de scarlatine; la gorge de ces trois enfants était à peine rouge; je n'ai pu chez aucun d'eux, découvrir d'éruption; mais l'un a desquamé, un autre a eu, quelques jours après sa légère fièvre, un peu d'albuminurie; sur ces trois enfants, deux ont donc eu très certainement la scarlatine.

On a préconisé, depuis longtemps, divers examens du sang, de l'urine et même des recherches assez difficiles, pour compléter l'étude purement clinique du malade. Plus récemment, il a été parlé beaucoup d'un phénomène décrit en Allemagne : le phénomène de l'extinction. Voyons ce qu'il faut penser de ces méthodes de diagnostic.

Dans le *sang* du malade supposé atteint de scarlatine, on peut chercher la formule leucocytaire et les inclusions de Dohle. La formule leucocytaire indique une hyperleucocytose, avec polynucléose; mais cette polynucléose est presque de règle dans les infections aiguës, ce qui diminue son intérêt clinique. C'est seulement en cas d'érythème scarlatiniforme, médicamenteux ou sérique, que l'absence de cette forte polynucléose peut aider au diagnostic (1). De la recherche des éosinophiles, on ne tire aucune conclusion.

Les inclusions leucocytaires de Dohle sont de forme variée et se trouvent dans les polynucléaires; on les observe dans les six premiers jours de l'éruption. Dohle les considérait comme des parasites spécifiques; mais on les rencontre dans d'autres infections aiguës. D'après Policard et Accoyer, ce sont des

(1) Lobligeois, Diagnostic des érythèmes scarlatiniformes et de la scarlatine vraie apparaissant au cours de la diphtérie. *Thèse de Paris*, janvier 1902.

fragments nucléaires détachés par les mouvements du protoplasma. La recherche de ces inclusions n'a pas le moindre intérêt pour le clinicien.

L'étude des *urines* est plus facile à faire; Lobligeois a trouvé la diazo-réaction très fréquente dans la scarlatine, exceptionnelle dans les érythèmes scarlatiniformes; aussi, quand la diazo-réaction est négative au moment de l'exanthème, il y a de fortes présomptions pour qu'il ne s'agisse pas de scarlatine; quand la diazo-réaction est positive, on peut presque à coup sûr dire que c'est une scarlatine. Raoul Labbé (1) a constaté une diazo-réaction positive chez 40 p. 100 des scarlatineux enfants chez lesquels il l'a recherchée; mais Donneaud (2) n'a trouvé la réaction positive que dans 28 p. 100 des cas de scarlatine. Pour certains auteurs, l'urobilinurie est très fréquente et ce caractère des urines aurait une certaine valeur pour le diagnostic.

La *réaction de Bordet-Gengou* (déviation du complément) a été appliquée à la scarlatine (3). On prélève à un malade se trouvant au début de la période éruptive 20 c.c. de sang que l'on mélange à 200 c.c. d'alcool à 95°; après concentration dans le

(1) *Thèse de Paris*, janvier 1903.

(2) *Thèse de Lyon*, 1907.

(3) En 1908, Much et Fichelberg, étudiant la réaction de Wassermann et la recherchant dans des affections non syphilitiques, la trouvèrent positive 10 fois sur 25 scarlatineux. De nombreux travaux furent faits ensuite en Allemagne sur la réaction de Wassermann chez les scarlatineux, avec des résultats contradictoires. Benard a pratiqué la réaction de Wassermann avec le sang de 35 scarlatineux non syphilitiques et a trouvé dix réactions nettement positives, vingt réactions partiellement positives et cinq réactions négatives. D'après Benard la réaction positive est très fréquente chez les scarlatineux ayant des lésions hépatiques; elle indique alors des réactions humorales, défense de l'organisme contre les déchets éliminés par le foie ou les toxines élaborées par la cellule hépatique malade. (Benard, Le foie scarlatineux. *Thèse de Paris*, 1910).

vide, on a un extrait alcoolique de sang scarlatineux qui constitue l'antigène. En recherchant la déviation du complément, on trouve une réaction franchement positive chez les scarlatineux aux diverses périodes de la maladie, jusqu'au trente-cinquième jour; la réaction est également positive chez des malades atteints d'angine de nature scarlatineuse; elle est négative lorsqu'il ne s'agit pas de scarlatine (Saloz et Schiff).

Un procédé de diagnostic, dont on s'occupe beaucoup depuis quelque temps, est basé sur le *phénomène d'extinction*, décrit en 1918 par Schultz et Charlton. Plusieurs travaux ont été publiés en France sur cette méthode; ce sont d'abord les articles de Mironesco (1) et de P. L. Marie (2); puis les thèses de Hamel (3), de Pavlovitch (4); Saloz et Schiff (5) ont utilisé cette méthode de diagnostic dans l'épidémie de Genève, Mouriquand et Léorat, à Lyon (6). Dans un article très intéressant, Achard (7), après avoir donné le principe et la technique de l'extinction, a parfaitement indiqué les résultats que l'on pouvait pratiquement obtenir de cette méthode.

Nous reproduisons ici, presque textuellement, l'exposé du professeur Achard : si l'on injecte dans le derme des scarlatineux, à la façon d'une intra-dermo-réaction, un demi ou un centimètre cube de sérum humain pris à un sujet sain ou atteint d'une autre maladie, on voit, dans la région de l'injection, l'exanthème s'éteindre complètement au bout de six à douze heures et cette extinction persiste dans une

(1) *Presse Médicale*, 2 mars 1921.
(2) *Presse Médicale*, 17 décembre 1921.
(3) Hamel, *thèse de Paris*, 1922.
(4) Pavlovitch, *thèse de Lyon*, 1922.
(5) *Académie de Médecine*, 4 avril 1922.
(6) *Lyon Médical*, 1922, page 1033.
(7) *Journal des Praticiens*, 3 février 1923.

zone large comme une pièce de cinq francs ou même comme la paume de la main. Buschmann et H. Reymond ont pu constater par la capillaroscopie que les capillaires de cette zone ne sont plus dilatés comme dans les régions où subsiste l'exanthème. Souvent même la desquamation ne se fait pas dans cette zone, comme si l'injection avait produit une sorte de guérison locale.

Ce qui donne à ce phénomène un intérêt particulier, c'est que, si l'extinction est produite par un sérum humain quelconque, qui ne provient pas d'un scarlatineux, elle n'a pas lieu avec le sérum du malade lui-même, ou d'un autre scarlatineux, ni avec le sérum d'un animal.

Le moment le plus favorable pour obtenir l'extinction est le second jour de l'éruption; aussi beaucoup de résultats négatifs sont-ils imputables à l'époque trop tardive de l'épreuve.

D'autre part, le temps pendant lequel le sérum des scarlatineux a perdu le pouvoir d'extinction dure environ trois semaines. Ce pouvoir d'extinction que possède le sérum des sujets indemnes de scarlatine paraît surtout développé chez les convalescents de maladies aiguës et chez les fébricitants. En pratique, il importe, bien entendu, pour faire les recherches, de vérifier par la réaction de Wassermann que le sérum employé ne provient pas d'un syphilitique. La faculté d'extinction se conserve plusieurs mois dans le sérum en ampoules stériles et Reymond a pu même observer le phénomène atténué avec un sérum vieux de huit mois. Cette propriété est inhérente aux albumines du sérum et n'est pas notablement modifiée par l'inactivation. Elle existe aussi bien dans le sérum des sujets qui ont eu autrefois la scarlatine que de ceux qui ne l'ont jamais eue. L'interprétation de la réaction reste encore très discutée.

Le phénomène d'extinction de Schultz-Charlton se

prête à deux sortes d'épreuves en vue du diagnostic de la scarlatine.

On peut, par la *méthode directe*, assurer le diagnostic d'un exanthème scarlatineux en injectant du sérum pris sur un sujet non scarlatineux. Dans les recherches de Schultz et Charlton, l'extinction se produisit de cette manière chez 44 scarlatineux sur 46 et manqua sur 11 rougeoles confluentes, 2 érythèmes mercuriels et 2 érythèmes solaires. Paschen obtint 62 résultats positifs sur 71 scarlatines et n'eut que des résultats négatifs dans la rougeole confluente, les érythèmes scarlatiniformes de la grippe et de la fièvre paratyphoïde, les brûlures graves, diverses intoxications. D'après des recherches faites par d'autres auteurs, l'extinction manqua toujours dans l'érysipèle, les exanthèmes de l'aspirine, les exanthèmes sériques, les érythèmes des nouveau-nés, les érythèmes infectieux.

Ainsi, pourvu que l'épreuve directe soit faite dans de bonnes conditions, c'est-à-dire surtout au deuxième jour et sur une éruption bien marquée, avec un sérum pris de préférence à un adulte fébricitant ou convalescent de maladie aiguë, l'extinction prouve la scarlatine et son défaut permet de la rejeter. Cette réaction peut donc rendre quelques services en présence d'une éruption douteuse.

Mais on peut aussi utiliser le phénomène d'extinction, d'une façon peut-être plus générale, par la *méthode indirecte*, qui consiste à rechercher si le sérum d'un malade suspect de scarlatine est dépourvu du pouvoir d'extinction. La difficulté est d'avoir à sa portée un scarlatineux au deuxième jour qui puisse se prêter à l'épreuve. C'est donc surtout dans les hôpitaux spéciaux et en temps d'épidémie que l'épreuve est réalisable. Neumann s'en est servi pour reconnaître la scarlatine dans des cas d'angines suspectes, sans éruption ou accompagnées d'éruption légère et fugace.

Il a pu de la même manière établir aussi le diagnostic rétrospectif de scarlatines douteuses dont la nature s'est trouvée vérifiée ensuite par l'apparition de la desquamation ou d'une complication de néphrite et d'adénite cervicale. Dans l'épidémie de Genève, Saloz et Schiff ont appliqué cette réaction indirecte pour faire le diagnostic de scarlatine, soit chez des angineux suspects, soit chez des desquamants.

Pavlovitch a fait, dans sa thèse, des remarques intéressantes sur ces deux méthodes; pour lui, la méthode directe est très précieuse, car toute extinction pose d'une façon absolue le diagnostic de scarlatine; si le résultat est négatif, on ne devra pas conclure à l'absence de la scarlatine, puisque 15 à 20 p. 100 des scarlatineux typiques ne présentent pas l'extinction. Ces cas négatifs peuvent être étudiés par la méthode indirecte qui rend alors de très grands services; le sérum des scarlatineux ne donnant pas l'extinction, on recherche les résultats produits sur une éruption de scarlatine par le sérum du malade douteux et, s'il n'y a pas extinction, on fera le diagnostic de scarlatine.

CHAPITRE IX

PRONOSTIC

La mortalité de la scarlatine varie beaucoup selon les pays et, dans chaque pays, selon les épidémies.

En Suède, de 1863 à 1867, on compta 38.057 scarlatineux avec 7.291 décès, soit une mortalité de 19,4 p. 100. Vers cette même époque le Danemark eut une mortalité beaucoup moins élevée, 2,8 p. 100. A Pétrograd, un grand nombre d'adultes succombèrent en 1816 ; l'épidémie fut encore très grave en 1832 et 1833, beaucoup moins en 1870. La scarlatine est habituellement plus redoutable dans la Russie septentrionale que dans la Russie méridionale.

En Hollande la scarlatine est, le plus souvent, très bénigne. L'Allemagne présente des statistiques avec une mortalité moyenne de 1,2 à 2,4 p. 100 suivant les années et les régions. Cependant, à Nuremberg, en 1868, 9 p. 100 des scarlatineux succombaient.

C'est surtout en Angleterre et en Écosse que la scarlatine faisait autrefois des ravages, était la plus répandue et la plus meurtrière des fièvres éruptives. En 1869, le chiffre des décès s'est élevé, en Angleterre, à 27.641 dont 5.841 pour la ville de Londres. En 1877,

Londres a encore 1.576 décès, alors que cette même année Paris en a seulement 103.

Ces chiffres sont empruntés à Sanné. Pour une période plus récente, on peut consulter les statistiques réunies par Gouget en 1910 et portant sur la période 1900-1910.

Mortalité pour 100 cas de scarlatine.

Paris	3,6
Londres	2,36 à 3
New-York	5 à 7
Stockholm	5,3 à 7,3

De 1902 à 1906, la mortalité fut, à Zurich, de 1,95 p. 100 en ville et de 2,04 à l'hôpital. Pour la période s'étendant de 1908 à 1920, Nantes eut une mortalité moyenne de 2,3 p. 100.

Comme statistiques hospitalières, les deux meilleures sont, à Paris, celle de Guinon et Pater (1,33 p. 100) et de Sevestre (1,68), toutes deux en 1905. Gouget, en 1908, eut, dans son service, une mortalité de 3,49 p. 100. A l'hôpital de l'Institut Pasteur, en dix ans, sur 1.746 scarlatineux, 37 succombèrent, soit une mortalité de 2.1 p. 100 (1). Avant l'isolement des malades et l'usage de l'antisepsie, la mortalité, dans les hôpitaux, dépassait 10 p. 100.

La mortalité scarlatineuse par million d'habitants varie beaucoup selon les époques, ainsi qu'il résulte de la lecture du tableau suivant donné par Gouget :

Mortalité par million d'habitants.

Paris (de 1865 à 1902) : 80 (maximum : 290; minimum : 26.

Londres (de 1860 à 1870) : 1.018.

Londres (de 1890 à 1900) : 200.

(1), MARTIN, *Revue d'Hygiène*, mai 1910.

Angleterre (de 1860 à 1870) : 923.

Angleterre de (1894 à 1899) : 117 à 240.

New-York (de 1870 à 1903) chute progressive de 1.050 à 250.

Berlin (de 1887 à 1898) : 130 à 490.

Suède (de 1866 à 1870) : 1.250.

Suède (de 1875 à 1894) chute progressive de 1.070 à 540.

Suède (de 1895 à 1899) : 140.

Toutes ces statistiques sont curieuses au point de vue de la démographie et de l'épidémiologie. Elles montrent aussi que, dans l'ensemble, la mortalité de la scarlatine diminue, ce qui dépend, sans doute, pour une large part, des progrès réalisés par l'hygiène et l'asepsie dans le traitement des maladies infectieuses et des mesures d'isolement prises dans les hôpitaux où l'on reçoit ces maladies. On évite ainsi très souvent les infections secondaires. Peut-être aussi le germe de la scarlatine est-il moins virulent depuis quelques années.

Il faut, en effet, tenir grand compte de ce que les médecins d'autrefois appelaient le génie épidémique. La grippe de 1918-1919, en a fourni tout récemment un exemple mémorable. Par suite de la variabilité du pronostic de la scarlatine selon les épidémies, un médecin pourra, au cours de sa carrière, modifier son opinion sur la gravité de cette fièvre éruptive.

C'est ce qui arriva à Bretonneau ; il ne se souvenait pas d'avoir vu mourir un scarlatineux de 1799 à 1822 ; les nombreux cas qu'il avait rencontrés avaient semblé lui démontrer que cette fièvre éruptive était de toutes la plus bénigne. En 1824, une épidémie éclate à Tours et aux environs ; Bretonneau voit mourir un nombre considérable de malades « et lui qui, jusque-là, avait regardé la fièvre rouge comme une maladie si légère, apprend alors à la redouter à l'égal de la peste, du typhus et du choléra ». (Trousseau). Cadet de Gassicourt (1) eut aussi des surprises avec la scarlatine et il disait à ses élèves : « Prenez garde; ne vous fiez pas aux séries heureuses dont vous avez pu être témoins. »

Pour établir le pronostic en présence d'un cas de scarlatine, plusieurs éléments doivent être pris en considération. C'est d'abord l'âge du malade; on sait que la maladie est particulièrement grave chez les nourrissons; c'est encore la grossesse pendant laquelle la scarlatine est rare, mais très redoutable. On s'informera de l'état de santé antérieur du malade; quand on soigne un scarlatineux, il faut rechercher tous les antécédents morbides avant de porter un pronostic (Hutinel et Martin); en effet, chez l'enfant, les lésions des tissus lymphoïdes prédisposent aux complications; aussi la scarlatine est-elle toujours sérieuse chez les strumeux, les infectés; tout organe qui a suppuré risquera de suppurer à nouveau dans la convalescence, toute altération rénale antérieure aura des chances pour être augmentée; Hutinel (2) a montré que le rein des hérédo-syphilitiques est particulièrement touché au cours des diverses infections et il rappelle à ce propos un cas de Castaigne : un enfant albuminurique, dont la mère était morte de paralysie générale, fut atteint de scarlatine et fit de l'anurie.

L'étude attentive des divers symptômes donne des indications pour le pronostic, d'après la forme clinique de l'affection. Une fièvre intense, une tachycardie très forte, des phénomènes ataxo-adynamiques indiquent une toxi-infection redoutable; on recherchera les divers éléments du syndrome malin qui n'a cependant pas toujours une issue fatale.

(1) Traité clinique des maladies de l'enfance, t. II, 1882.

(2) Les néphrites dans la syphilis héréditaire infantile. *Archives de Méd. des Enfants*, octobre 1922.

Que faut-il conclure pour le pronostic, de l'intensité de l'éruption? D'après Trousseau, la gravité de la maladie est en raison directe de l'intensité de l'éruption. Les scarlatineux que j'ai vu mourir à l'hôpital de l'Institut Pasteur, enlevés rapidement par une forme hypertoxique, avaient tous un exanthème très intense, mais il faut ajouter que tous les scarlatineux ayant une forte éruption ne meurent pas; on peut voir, en effet, un exanthème généralisé très rouge dans des formes de moyenne gravité.

Les angines graves, la rhinite purulente impliquent un pronostic sévère; il en est de même pour les adénites suppurées. On voit quelquefois une scarlatine qui s'annonçait bénigne devenir grave par l'apparition du syndrome infectieux secondaire ou d'une néphrite tardive.

Deux questions importantes sont à étudier à propos du pronostic : la mort dans la scarlatine; les séquelles de la scarlatine.

La mort dans la scarlatine.

Nous avons déjà vu comment succombait le malade atteint d'une forme maligne, d'une néphrite avec accidents urémiques. Quelquefois, la mort est subite ou rapide dans des cas qui ne paraissaient pas comporter un pronostic fatal; le malade succombe assez brusquement, d'une façon imprévue, alors que rien ne faisait prévoir un dénouement fatal.

Nous avons réuni, dans notre thèse (1), un certain nombre d'observations de mort subite dans la scarlatine, mort qui peut survenir à diverses périodes de la maladie et dans des circonstances très différentes.

Les cas les plus impressionnants sont ceux qu'a étu-

(1) La mort subite chez l'enfant. *Thèse de Paris*, décembre 1906.

diés Duclos (1). Il s'agit d'une mort soudaine et imprévue, le troisième ou quatrième jour de l'éruption et l'autopsie ne révèle pas la cause de la mort. Duclos suppose que celle-ci est produite par un excès de la toxine scarlatineuse dans l'organisme (superproduction ou insuffisance d'élimination). Voici, par exemple, une des sept observations relatées par Duclos :

Un enfant de dix ans a une scarlatine régulière. Le quatrième jour de l'éruption, un dimanche matin, l'enfant était très bien ; sa mère, pleine de la plus tendre vigilance, ne veut pas se rendre à la messe sans que le médecin l'y autorise après avoir vu l'enfant. M. Tonnelé vient, examine minutieusement, constate que l'état est très satisfaisant et réaffirme à la mère, qui en était d'ailleurs bien convaincue, qu'elle peut sans aucun inconvénient se rendre à l'église. Elle y était depuis moins d'une heure qu'on se hâtait de la rappeler ainsi que le médecin. L'enfant était sans connaissance, inerte, sans contractures, sans convulsions, sans écume à la bouche, sans évacuations involontaires d'urine, ni de matières fécales, dans l'état de relâchement musculaire complet, le pouls petit, d'une extrême fréquence, la peau très brûlante, et l'éruption n'ayant subi absolument aucune modification. La dyspnée augmentait d'instant en instant, sans aucun bruit anormal du côté des bronches, ni du poumon, ni du cœur, ni des gros vaisseaux. L'enfant succombait en moins de deux heures. L'autopsie ne fut pas faite.

Dans d'autres cas, la mort subite est sous la dépendance d'une complication de la scarlatine (hémorrhagie, thrombose des sinus, épanchement pleural, myocardite).

Vaughan est appelé d'urgence auprès d'une fillette

(1) *Journal des Praticiens*, 20 juillet 1895.

de 5 ans, prise d'une hémorrhagie naso-buccale très abondante. Il apprend que l'enfant est souffrante depuis quinze jours, qu'elle a eu une angine suivie d'une éruption. A l'examen, il remarque une desquamation de scarlatine. L'enfant rend du sang artériel par la bouche; elle est insensible et meurt en moins d'une heure. En l'absence d'autopsie, Vaughan admet, et cette hypothèse paraît très logique. qu'au cours de cette scarlatine non douteuse, une amygdalite ulcéreuse arriva à perforer la paroi d'un gros vaisseau.

Plus souvent, l'hémorrhagie abondante et rapidement mortelle survient à la suite d'une adénopathie sous-maxillaire ou cervicale, ayant déterminé une inflammation diffuse ou gangreneuse du tissu cellulaire voisin qui ulcère la jugulaire interne, beaucoup plus rarement la jugulaire externe.

Un enfant de vingt et un mois a la scarlatine. Le quinzième jour, apparaît une tuméfaction sous l'angle de la mâchoire à droite. Cinq jours après, une incision est faite en cette région et donne issue à du pus fétide contenant des lambeaux de tissu cellulaire mortifié. Quatre jours plus tard, l'enfant meurt d'hémorrhagie. On constate à l'autopsie que le tissu cellulaire du cou est complètement détruit jusqu'à la clavicule. La paroi antérieure de la jugulaire interne présente une ouverture irrégulière (1).

Cross a pu rassembler huit cas d'ulcération de la jugulaire interne consécutive au bubon scarlatineux et un cas d'ulcération de la jugulaire externe survenue dans les mêmes conditions. L'hémorrhagie est parfois rapidement mortelle; parfois aussi, elle ne détermine que lentement la mort, étant peu abondante, mais répétée.

Quant à la thrombose des sinus, Moizard et Ulmann en ont trouvé deux cas dans la littérature médicale,

(1) Cross, *Arch. gén. de Méd.*, 1871, t. II, p. 513.

l'un de Cocklé : une enfant de quinze mois, au cours d'une scarlatine grave, meurt subitement après quelques convulsions; à l'autopsie, phlébite de la veine jugulaire et des sinus; l'autre de Goodall : au onzième jour d'une scarlatine régulière, une fillette de 8 ans a des convulsions et meurt rapidement dans le coma. Autopsie : thrombose des veines de Galien, pas de lésions de l'oreille moyenne. La thrombose des sinus survenue dans ces conditions est consécutive soit à une lésion de voisinage (coryza purulent, otite suppurée), soit à une septicémie à streptocoques (Moizard et Ulmann).

L'épanchement pleural est noté comme cause de mort subite dans une observation assez curieuse de West (1) : Un garçon de huit ans a la scarlatine. Légère anasarque le dix-neuvième jour. Le vingt-deuxième jour, il va mieux, fait une promenade d'une demi-lieue sans éprouver de fatigue sérieuse. Nuit un peu agitée. Le lendemain, il se lève pour aller à la garde-robe. On le remet au lit ; il se débat faiblement et meurt en peu de minutes. A l'autopsie : abondant épanchement de sérosité dans chaque plèvre; 130 grammes de liquide dans le péricarde. Congestion des reins.

West dit avoir « observé d'autres exemples de mort presque aussi rapide dans des cas d'hydropisie consécutive à la scarlatine », mais il ne donne aucun détail.

L'enfant peut encore être emporté très rapidement par des accidents urémiques; Pihan-Dufeillay en a rapporté une observation avec évolution suraiguë en quatre heures et demie.

Romberg signale un cas de mort subite au onzième jour d'une scarlatine, chez un enfant de trois ans; à l'autopsie il trouva des lésions de myocardite.

(1) Leçons sur les maladies des enfants, Paris 1881.

On a beaucoup discuté à propos de la mort subite et imprévue par myocardite, non seulement dans la scarlatine, mais dans toutes les toxi-infections. Avec les notions nouvelles sur l'insuffisance surrénale, la mort par myocardite a été considérée comme plus rare qu'on ne le croyait autrefois. Cependant, il ne faut pas trop négliger cette pathogénie de la mort subite ; une observation de Weill et Mouriquand (1) en fournit la preuve : un scarlatineux de 19 ans eut pendant quatre jours des signes de myocardite, (embryocardie, bruits sourds, intermittences, pouls très variable) ; il succomba en quelques minutes, après avoir présenté des convulsions toniques, de la pâleur de la face ; à l'autopsie, on trouva le myocarde, mou, de teinte feuille morte et l'examen microscopique montra l'existence indiscutable d'une myocardite aiguë, se traduisant par une infiltration leucocytaire intense qui dissociait la fibre myocardique.

Cette observation confirme les conclusions de Gouget et Mlle Dechaux (2) sur la mort imprévue dans la scarlatine qui reconnaît, pour ces auteurs, une des trois causes suivante : intoxication massive du système nerveux central ; myocardite aiguë ; surrénalite. Krauss a rapporté récemment deux cas de mort subite par myocardite (3).

Les séquelles de la scarlatine.

Leur étude donne des indications pour le pronostic lointain, pour l'avenir du malade. Beaucoup de scarlatineux guérissent complètement sans reliquats ; les cellules des reins, du foie ont été peu profondément touchées par le virus scarlatin ; celui-ci n'a

(1) *Presse Médicale*, 11 janvier 1911.

(2) *Presse Médicale*, 24 février 1909.

(3) *The journ. of. the amer. med. assoc.*, 17 février 1923. Analysé par Cheinisse, *Presse Méd.*, 7 avril 1923.

déterminé que des lésions très légères qui se sont réparées complètement. Les divers parenchymes peuvent cependant rester longtemps plus sensibles à l'atteinte des infections qui surviendront ultérieurement. Dans d'autres cas, le convalescent quitte l'hôpital ou sa chambre, ayant encore des traces d'albumine ou une oreille qui coule encore. Quelles infirmités ou quels dangers pour l'avenir peut laisser la scarlatine? Gouget (1) a donné une excellente étude de ces séquelles et nous suivrons son exposé.

Le processus ulcéreux au niveau du voile du palais laissera parfois des cicatrices; quelquefois il a atteint les gencives, le maxillaire qu'il a en partie nécrosés et alors il persiste des adhérences entre les deux maxillaires et la joue. On a même cité quelques cas de nécrose œsophagienne qui entraîne, si le malade survit, un rétrécissement cicatriciel de l'œsophage. Des ulcérations de l'intestin peuvent avoir pour conséquence une dysenterie chronique. Ces faits sont exceptionnels.

Plus intéressants, parce que plus fréquents, sont les cas de néphrite subaiguë ou chronique, succédant à la scarlatine. Dans les formes les plus atténuées, c'est l'*albuminurie orthostatique*, *l'albuminurie résiduale;* ces formes peuvent, à une échéance plus ou moins lointaine, se transformer en une néphrite chronique; dans d'autres cas, la néphrite scarlatineuse persiste et le malade reste un rénal immédiatement après cette infection; il convient encore de rappeler l'influence étiologique de la scarlatine sur une atrophie rénale dont les premiers symptômes peuvent ne se manifester que plusieurs années après la fièvre éruptive.

En ce qui concerne le *foie*, on a décrit des *cirrhoses* d'origine scarlatineuse; Gouget n'a pu en trouver

(1) *Gazette des Hôpitaux*, 29 juillet 1909.

aucune observation démonstrative. Quelquefois, c'est l'*endocarde*, c'est le *myocarde* qui restent atteints, avec des lésions passant à l'état chronique; d'après Potain, la scarlatine serait une cause possible d'*artério-sclérose*.

Nous avons vu, à propos du rhumatisme scarlatin, les quelques cas de *rhumatisme chronique* à forme osseuse et ankylosante, les quelques observations d'arthrite scarlatineuse évoluant vers la *tumeur blanche*. L'*ankylose* peut aussi être consécutive à une arthrite suppurée.

Du côté des organes des sens, il faut signaler rapidement les *opacités cornéennes* par suite d'ulcérations de la cornée et insister sur les otites. L'*otite* passe très souvent à la chronicité (dans la majorité des cas, d'après Yearsley); elle a tendance à déterminer des granulations, des polypes, des adhérences, et surtout à détruire le tympan, à nécroser les osselets. Aussi l'otite scarlatineuse entraîne-t-elle souvent la *surdité*; la plupart de ces surdités sont dues à l'otite moyenne; quelques-unes sont d'origine labyrinthique pure. Chez les sujets très jeunes, ce n'est pas seulement la surdité qu'amène la scarlatine, c'est la surdi-mutité. La scarlatine est peut-être la principale cause de surdi-mutité acquise; la fréquence avec laquelle elle intervient, comme cause de surdi-mutité, varie, suivant les auteurs, de 10 à 42 p. 100 des cas. L'otite peut encore se compliquer, souvent très tardivement, de suppuration mastoïdienne, de paralysie du nerf facial, d'accidents cérébro-méningés mortels.

Comme autres séquelles de la scarlatine, Gouget indique l'hémiplégie et l'affaiblissement intellectuel. L'*hémiplégie* due à une hémorrhagie, à une thrombose ou à une embolie est, le plus souvent, définitive (Gouget et Pélissier). L'*affaiblissement intellectuel*, la *démence chronique*, l'*imbécillité* ont été mentionnés dans quelques cas.

Gouget conclut que ces séquelles de la scarlatine doivent entrer sérieusement en ligne de compte, après les formes malignes et les complications de la période d'état ou de la convalescence, dans l'établissement du pronostic général d'une maladie qui se montre, suivant les cas, la plus bénigne ou la plus redoutable des fièvres éruptives.

Nous nous permettrons toutefois de remarquer que cette étude très intéressante des séquelles de la scarlatine faite par notre regretté maître Gouget est basée sur une bibliographie considérable ; dans la pratique, on connaît fort heureusement bon nombre de scarlatineux qui guérissent complètement ; leurs observations n'ont jamais été publiées, puisqu'elles ne présentent aucun intérêt scientifique. Il convient cependant de s'en souvenir pour ne pas trop assombrir le pronostic de cette fièvre éruptive. Comme nous l'avons déjà noté, on voit beaucoup plus souvent des cardiaques, anciens rhumatisants, que des rénaux ou des sourds du fait d'une scarlatine antérieure.

Un médecin américain a pu se procurer des renseignements sur 1.063 anciens scarlatineux et savoir ce qu'ils étaient devenus pendant les trois ou quatre années qui suivirent la maladie ; leur mortalité ne fut pas supérieure à la moyenne, aucun d'eux ne mourut de néphrite ; il y eut trois décès par endocardite (1).

(1) Dublin, *The journ. of the Amer. med. Assoc.* 27 mai 1916. Analysé *Arch. de Méd. des Enfants*, 1917, p. 163.

CHAPITRE X

ANATOMIE PATHOLOGIQUE. PATHOGÉNIE

Il serait facile d'écrire un volume sur l'anatomie pathologique de la scarlatine; on ferait successivement l'étude des lésions angineuses, des altérations rénales, des inflammations de l'oreille moyenne et de la mastoïde; on décrirait les dégénérescences cellulaires du foie, du pancréas et des capsules surrénales. Mais cet exposé serait d'une extrême banalité, pour cette raison que la scarlatine n'a pas de lésions spécifiques. Quand on regarde, au microscope, une coupe de tissu rénal, quand on y constate une glomérulo-néphrite, on ne peut pas dire : ce rein était celui d'un malade mort de la scarlatine. Aussi bien aux reins qu'aux autres organes, les lésions de la scarlatine ne sont autres que celles des grandes toxi-infections.

La *peau*, elle-même, dont l'exanthème est cependant bien spécial, ne présente que des altérations qui ne se distinguent pas des autres inflammations cutanées. Lorsqu'on fait l'autopsie d'un scarlatineux mort en pleine période d'éruption, on trouve la peau épaissie, légèrement indurée par un œdème inflammatoire qui occupe les couches superficielles du derme. Rilliet et Barthez ont placé la lésion élémentaire de la scarlatine dans le réseau lympathique qui serpente sous la couche cornée de l'épiderme, à la surface du corps muqueux et au-dessus des capillaires sanguins; du réseau lymphatique, la lésion passe aux capillaires sanguins, dont la congestion se proportionne à l'intensité de la maladie; l'hyperhémie est simple, exsudative ou hémorrhagique, la distension des capillaires pouvant aller jusqu'à la rupture de ces vaisseaux, suivie elle-même de la production de taches ecchymotiques. Pour Rilliet et Barthez, il y a donc surtout inflammation du réseau vasculaire de la peau. On constate aussi que les cellules du corps muqueux de Malpighi sont gonflées et vacuolaires, que leurs interstices sont remplis par un liquide œdémateux. Dans le derme, très vascularisé, les follicules pileux, les glandes sébacées et sudoripares sont entourés d'infiltrations leucocytaires formant autour d'eux comme des manchons. Au moment de la desquamation, les cellules de l'épiderme deviennent vésiculeuses et meurent.

Sur les muqueuses buccale et pharyngée, les lésions sont analogues à celles de la peau : il y a congestion, hyperhémie, souvent léger œdème inflammatoire et finalement lésion épithéliale avec chute plus ou moins importante du revêtement muqueux (Hutinel et Martin).

La scarlatine a une action très marquée sur le *tissu lymphoïde*; c'est pourquoi les amygdales sont si souvent atteintes et les ganglions correspondants plus ou moins engorgés. On retrouve, dans l'intestin, l'hypertrophie du tissu lymphoïde, accompagnée d'une réaction inflammatoire des ganglions.

La *rate* est généralement gonflée, hyperémiée; le *foie*, augmenté de volume, avec des lésions cellulaires plus ou moins marquées. Dans les cas rapidement mortels, le *myocarde* est ramolli, dégénéré.

Les lésions des *séreuses* sont fréquentes ; on y observe des réactions inflammatoires et des épanchements séro-fibrineux ou purulents.

Les *reins* (1) présentent des altérations macroscopiques et microscopiques qui varient selon le degré de nocivité et la durée d'action du virus scarlatin ou des germes d'infection secondaire. Pour les néphrites scarlatineuses, en effet, comme pour les autres variétés étiologiques de néphrite, il faut retenir cette notion essentielle, mise en lumière par Brault, que leur type anatomique dépend surtout de l'intensité de la toxi-infection et du temps pendant lequel le rein est soumis à cette infection. Si le virus scarlatin est extrêmement nocif, il détermine une *néphrite suraiguë;* le malade peut succomber rapidement et l'on trouve alors, à l'autopsie, des lésions nécrosantes massives des épithéliums tubulaires ; les cellules épithéliales desquamées obstruent la lumière des tubuli et cette obstruction rend compte de l'anurie, en quelque sorte mécanique, de cette forme de néphrite (Chauffard). Peu ou pas de lésions glomérulaires; dans le tissu conjonctivo-vasculaire, réaction par des phénomènes de congestion et de diapédèse. Mais, dans les formes particulièrement rapides des néphrites suraiguës, ce tissu n'a même pas le temps de réagir ; on est alors frappé par le contraste entre la gravité des lésions épithéliales et l'intégrité du tissu conjonctif et des vaisseaux (Castaigne).

Dans les cas les plus fréquents, ceux où il existe une albuminurie précoce, sans grands symptômes d'ordre rénal, il s'agit d'une *néphrite aiguë légère.* Si le malade meurt, non du fait de la néphrite, mais par la maladie générale, on constate que les reins

(1) Cottet (Article néphrites), *Traité de Pathologie médicale et de thérapeutique appliquée,* tome XIII, 1923.

sont augmentés de volume, de coloration rouge violacée, avec quelques marbrures jaunâtres. Au microscope, les lésions épithéliales sont les plus importantes, consistant surtout en cytolyse protoplasmique et en dégénérescence graisseuse (Castaigne et Rathery); elles sont toujours accompagnées d'une réaction du stroma conjonctivo-vasculaire sous forme de congestion; les vaisseaux apparaissent distendus et pleins de sang; il y a souvent des amas de globules rouges dans les cavités glomérulaires et les espaces intertubulaires; il existe également de la diapédèse avec infiltration leucocytaire autour des glomérules ou entre les tubes contournés; cette infiltration peut être diffuse (œdème aigu de Renaut), ou nodulaire et périvasculaire (néphrite lymphomateuse de Wagner). Selon la prédominance des lésions épithéliales, congestives ou diapédétiques, on a décrit trois types anatomiques de néphrite aiguë.

La néphrite scarlatineuse tardive est parfois une néphrite aiguë légère; mais elle se présente souvent avec un autre aspect et rentre alors dans la classe des *néphrites subaiguës*. Chauffard et Lœderich, Castaigne distinguent une néphrite subaiguë à évolution rapide et une néphrite subaiguë à évolution prolongée. La première réalise le type classique du gros rein blanc, avec lésions des glomérules et des tubuli, le stroma conjonctivo-vasculaire étant peu atteint. Les glomérules sont hypertrophiés, avec prolifération de l'épithélium endo-capsulaire remplissant plus ou moins l'intérieur de la capsule de Bowmann et comprimant les anses glomérulaires. Pour Klebs, la néphrite scarlatineuse était surtout une *glomérulo-néphrite*. Il ne faut cependant pas négliger les lésions dégénératives et inflammatoires des tubuli. Quant au stroma conjonctif intertubulaire, il reste presque intact; on aperçoit seulement une légère infiltration leucocytaire et un certain degré de dissociation œdémateuse. Cet aspect du gros rein blanc peut être modifié par des poussées congestives avec hémorragies dans les glomérules et les tubuli ; nous avons signalé que cliniquement les néphrites scarlatineuses étaient assez souvent hématuriques.

En cas de néphrite subaiguë à évolution prolongée, le rein est encore blanc, mais il n'est plus gros; il a une consistance plus ferme, légèrement indurée, avec une surface rendue inégale par des granulations qui lui donnent un aspect chagriné (1). Sur les coupes transversales, on constate que la substance corticale subit un commencement d'atrophie. Au microscope : lésions glomérulo-tubulaires, souvent parcellaires; réactions du stroma conjonctif en zones scléreuses; en certains points, granulations, dites granulations de Bright, qui sont des systèmes glomérulo-tubulaires hypertrophiés (2); lésions vasculaires minimes, avec endo-périartérite aux artérioles de la voûte. Quand l'évolution de la néphrite scarlatineuse est très lente, elle peut aboutir à *l'atrophie rénale*, au petit rein blanc granuleux qui doit être séparé du petit rein rouge contracté de la néphrite dite interstitielle.

Bien que la scarlatine ne puisse être caractérisée anatomiquement par des lésions spécifiques, elle constitue cependant une entité morbide, par son épidémiologie, par sa symptomatologie, par l'atteinte particulièrement fréquente de quelques organes. La scarlatine n'est donc ni une angine, ni une streptococcie et la théorie soutenue par Bergé en 1895 n'a pas été admise (3). Bergé aboutissait, comme conclusions de

(1) Lorsque ces granulations sont très volumineuses, c'est la *néphrite tubéreuse* (Chauffard).

(2) On a beaucoup discuté la pathogénie des granulations de Bright. Chauffard les attribue à une hypertrophie compensatrice.

(3) Bergé, Pathogénie de la scarlatine. *Thèse de Paris*, juillet 1895.

sa thèse, aux deux propositions suivantes : 1° La scarlatine est une infection locale des amygdales ; l'éruption est le résultat d'une action toxique, érythémogène, exercée par les poisons microbiens sécrétés au niveau des amygdales infectées ; 2° un ensemble très imposant d'arguments milite en faveur de cette opinion que l'agent pathogène de la scarlatine est le streptocoque dans une de ses modalités virulentes.

Notons toutefois que Bristol (1) a repris la théorie de Bergé et que, pour lui, il y a un lien étiologique entre les streptocoques et la scarlatine ; la scarlatine serait une réaction d'hypersensibilité vis-à-vis des protéines streptococciques. Primitivement, une infection locale à streptocoque frappe d'ordinaire la gorge, mais parfois une plaie accidentelle ou opératoire, la plaie utérine des accouchées ; ensuite survient une intoxication par les protéines streptococciques chez les sujets devenus hypersensibles à la suite de l'infection première.

Nous ne pouvons admettre que la scarlatine soit une infection locale des amygdales, puisque nous sommes de ceux qui distinguent l'énanthème pharyngé de l'angine et ne considèrent pas celle-ci comme un symptôme du début de la scarlatine, mais la regardent comme l'atteinte, très fréquente sans doute, presque constante, du tissu lymphoïde de la gorge. Si même cette opinion est inexacte, si même l'angine est un symptôme de la scarlatine, on devra reconnaître que la scarlatine est une infection amygdalienne bien spéciale. On voit, en effet, des enfants qui ont très fréquemment des angines, qui, par conséquent, ne s'immunisent pas contre l'inflammation amygdalienne, alors que l'angine scarlatineuse est

(1) Bristol, La scarlatine réaction d'hypersensibilité aux protéines streptococciques. *The American journ. of the med. Sc.* Déc 1923 Analyse par P.-L. Marie, *Presse méd.*, 16 fév. 1924.

immunisante, dans l'immense majorité des cas. Les angines banales déterminent parfois des néphrites, comme la scarlatine; mais elles ne provoquent presque jamais ni rhumatisme, ni endo-péricardite; elles ne s'accompagnent jamais d'un syndrome malin. Pendant la guerre, les angines étaient d'une fréquence extrême aux armées; la scarlatine y était exceptionnelle. Contre l'hypothèse de l'origine amygdalienne de la scarlatine, on peut encore faire valoir les idées nouvelles apportées à la pathogénie des maladies infectieuses par les résultats des ensemencements du sang pratiqués dans les infections à germe connu. La fièvre typhoïde n'est plus essentiellement une maladie intestinale; c'est une septicémie à bacilles d'Eberth. Pour une autre maladie, dont le germe est encore mal connu, les oreillons, on les décrit aujourd'hui comme une septicémie ourlienne; les oreillons provoquent une parotidite, mais ne constituent pas une maladie des glandes salivaires. La scarlatine, qui détermine une angine, n'est pas une maladie des amygdales et de la gorge; c'est une toxi-infection générale.

Cette infection est-elle due au streptocoque? La théorie qui fait du streptocoque l'agent pathogène de la scarlatine a été plusieurs fois soutenue et aussi très vivement combattue. On peut d'abord lui opposer des arguments théoriques, des considérations basées sur la pathologie générale de la maladie. S'il existe des exanthèmes scarlatiniformes à streptocoques, aucun ne s'accompagne de desquamation de la langue et de la peau; d'autre part l'évolution de la scarlatine, sa contagiosité, la durée de son incubation, la rareté des récidives sont des caractères trop spéciaux pour que le streptocoque, microbe à tout faire, puisse les revendiquer (Guinon). Comparons la rougeole et la scarlatine; dans ces deux fièvres éruptives, le streptocoque a un rôle important, en ce qui concerne les complications; mais celles-ci ne se ressemblent pas du tout. Les infections streptococciques de la rougeole et de la scarlatine sont des infections secondaires, commandées dans leurs localisations par un autre agent pathogène, agent spécifique et de rang plus élevé dans la hiérarchie microbienne (Babonneix et Brelet).

Nous devons donc considérer le streptocoque comme un élément surajouté, qui complique souvent la scarlatine à un degré variable. Nedrigailow (1) a écrit que le streptocoque est « le compagnon perpétuel de la scarlatine. » Les recherches les plus récentes montrent que cette opinion est inexacte. Klimenko (2) n'a trouvé le streptocoque dans le sang des scarlatineux que dans 2,1 p. 100 des cas, et jamais dans les phases initiales de la maladie. Teissier et Duvoir pensent que ce pourcentage de Klimenko paraît justement établi, que le streptocoque ne pénètre pas dans le sang lors des périodes initiales de la scarlatine, que ce sont les processus ulcéreux et les complications suppurées qui favorisent la septico-pyohémie à streptocoques.

Le streptocoque que l'on trouve dans le sang des scarlatineux, et aussi dans les urines, est-il un streptocoque banal ou une variété spécifique? La tendance actuelle est d'admettre que les divers streptocoques appartiennent tous à une seule et même espèce. Besredka, Dopter, recherchant la déviation du complément, ont trouvé un fixateur commun à trois streptocoques de provenance différente (érysipèle, scarlatine, streptococcie); Teissier et Pélissier ont confirmé les résultats obtenus par Besredka et Dopter.

On a fait de multiples recherches pour découvrir

(1) *Centralbl f. Bakt.* 1906, Bd. XLII, p. 13 et 102.

(2) *Archives russes des sciences biologiques de Pétersbourg.* 1912, Analyse dans le *Progrès Médical,* 1913, p. 25.

l'agent pathogène de la scarlatine. Dohle a décrit en 1912 des cocci, des bâtonnets, des formes intermédiaires et des filaments qu'il a vus, inclus dans les polynucléaires, en examinant des préparations de sang sec provenant de scarlatineux. Schwenke a retrouvé les inclusions leucocytaires de Dohle dans le sang d'un très grand nombre de scarlatineux, mais aussi dans le sang de malades atteints d'affections diverses (pneumonie, rougeole, érysipèle, fièvre typhoïde...). On sait aujourd'hui que ces inclusions sont des fragments nucléaires ou des produits de destruction cellulaire englobés par les leucocytes et non pas, comme le croyait Dohle, des formes d'un spirochète, agent causal de la maladie. On a supposé que le virus de la scarlatine est un virus filtrant. Bernhardt a pu, en effet, inoculer la scarlatine à des singes avec des produits scarlatineux préalablement filtrés à la bougie Berkefeld. D'après Degkowitz (1), la scarlatine est due à un virus spécifique; ce n'est pas une maladie toxinique du type de la diphtérie; l'agent pathogène passe dans le sang et cause des dommages dans tout l'organisme par ses endotoxines.

Nous devons enfin signaler les très intéressantes recherches faites par Di Cristina (2) et publiées par lui en 1921; il a trouvé des microbes anaérobies dans le sang des scarlatineux. Caronia et Sindoni (3) ont retrouvé ce même microbe, ont pu le cultiver et l'inoculer. Comby (4) a fait connaître en France les travaux des bactériologistes italiens. Il s'agit d'un microorganisme de forme légèrement ovoïde, disposé par

(1) *Münchener méd. Woch.* 30 juin 1922. Analyse dans *Paris Médical*, 10 mars 1923.

(2) *La Pediatria*, 1921, N° 24.

(3) *La Pediatria*, juillet et août 1923. (*Analyse Arch. de Méd. des Enfants*, oct. 1923). *L'Art médical*, 31 janv. 1924.

(4) *Arch. de Méd. des Enfants*, 1923, p. 624.

couples, se colorant par les couleurs d'aniline et prenant le Gram ; on a constaté sa présence dans le sang, l'exsudat naso-pharyngien et les urines des scarlatineux ; en cultivant le sang en anaérobiose sur les milieux catalysants spéciaux (Di Cristina et Tarozzi Noguchi), on trouve un micro-organisme semblable. L'inoculation endo-veineuse de ces cultures à un lapin amène de l'amaigrissement, de la rougeur de la peau suivie de desquamation. Si l'on pratique des réactions sérologiques (agglutination, déviation du complément) avec du sang de scarlatineux et des germes isolés en culture, les résultats sont positifs. Vitetti (1) a trouvé dans l'exsudat naso-pharyngien des scarlatineux un petit diplocoque à éléments ovoïdes, entourés d'un halo clair, prenant le Gram, qui paraît bien être le microbe de Di Cristina ; Ritossa (2) a pu déceler la présence dans les urines de germes à formes bigéminées ayant aussi tous les caractères indiqués par Di Cristina. Est-il permis d'affirmer que le microbe de la scarlatine est enfin connu ? D'après Comby : « Il est désirable que les travaux de nos confrères italiens soient confirmés par des recherches de contrôle. Mais, en attendant, nous admettons que le microbe de la scarlatine est enfin découvert et que l'honneur en revient à la pédiatrie italienne. »

L'étude de la scarlatine expérimentale n'est pas encore poussée très loin. C'est Grünbaum qui, le premier, en 1904, provoqua une angine chez un chimpanzé en lui badigeonnant la gorge avec des produits prélevés sur les amygdales d'un scarlatineux ; vinrent ensuite, et presque en même temps, les expériences de Cantacuzène, de Bernhardt, de Landsteiner, Leva-

(1) *La Pediatria*, 15 septembre 1923. (Analyse *Arch. de Méd. des Enfants*, mars 1924.)

(2) *La Pediatria*, 15 sept. 1923.

diti et Prasek (1). Cantacuzène, Bernhardt ont transmis la scarlatine à des singes inférieurs avec du sang, du raclage de la langue des scarlatineux; Landsteiner, Levaditi et Prasek n'ont pas réussi leurs expériences d'inoculation aux singes inférieurs, mais, sur des chimpanzés, ils ont obtenu des résultats vraiment curieux : par des badigeonnages de la gorge, ils déterminent, comme Grünbaum, une angine et même un exanthème fébrile; en inoculant sous la peau des singes du sang ou une émulsion de ganglions cervicaux scarlatineux, ils voient survenir une éruption avec infection généralisée et les animaux succombent. De diverses autres expériences, ils aboutissent à cette conclusion que le streptocoque ne semble pas être l'agent causal de la maladie provoquée chez les anthropoïdes par l'inoculation de produits scarlatineux.

Quel que soit le germe de la scarlatine, il pénètre sans doute, le plus souvent, dans l'organisme par la muqueuse pharyngée; mais on doit le considérer comme pouvant pénétrer par d'autres régions ou d'autres muqueuses, comme pouvant être inoculable en d'autres points; ainsi s'expliqueraient certaines scarlatines des blessés et des accouchées (Teissier et Duvoir).

(1) Landsteiner, Levaditi et Prasek, Essais de transmission de la scarlatine aux singes. *Annales de l'Institut Pasteur*, 1911, p. 754.

CHAPITRE XI

PROPHYLAXIE

Diagnostic et isolement très précoces; désinfection très complète; attention aux cas frustes. Voilà toute la prophylaxie de la scarlatine. Théoriquement, elle est d'une simplicité extrême; pratiquement, les difficultés surgissent, innombrables.

Voyons ce qu'il convient de faire quand un cas survient dans une famille, dans une école, dans une caserne; nous étudierons ensuite la prophylaxie dans les hôpitaux, puis nous aurons à exposer la méthode de Milne et enfin à signaler les essais de vaccination et de sérothérapie préventive.

Le scarlatineux soigné *dans sa famille* sera isolé; la personne chargée de le soigner pénétrera seule dans la chambre réservée au malade. Cette parente ou infirmière devra se revêtir d'une blouse de toile en entrant dans la chambre, quitter la blouse, se bien laver la figure et les mains, avec de l'eau et du savon puis avec une solution antiseptique, avant de sortir de la chambre. Si c'est la mère de famille qui soigne un enfant malade, elle ne devra plus s'occuper des autres enfants; si c'est une domestique, celle-ci sera distraite du service général de la maison, Toutes ces mesures sont souvent d'une exécution très difficile; on conseillera donc, dans beaucoup de familles où elles ne peuvent être prises, d'envoyer le malade à l'hôpital dans le service des contagieux. Il paraît probable que, dans un avenir plus ou moins prochain, des cliniques médicales seront construites, qui auront un pavillon pour les maladies contagieuses; les malades s'y feront transporter quand ils auront la scarlatine, comme ils entrent dans une clinique chirurgicale pour une intervention opératoire.

Tout ce qui pénètre dans la chambre du malade sera considéré comme infecté, comme souillé de germes. Il ne doit donc rien sortir de la chambre, sauf le linge sale qui sera mis dans un sac spécial; les livres, les journaux ayant servi à distraire le malade pendant sa longue convalescence seront désinfectés ou mieux brûlés; il en sera de même pour les jouets d'enfants. On conseillera de donner au malade des jouets sans grande valeur, des livres d'éditions à bon marché, et ensuite tout cela sera détruit sans regrets. La question des livres lus par les convalescents a un grand intérêt pratique; Fox a cité des faits de transmission de la scarlatine par les livres. Les malades et leur entourage ignorent généralement ce danger; apercevant sur la table d'une scarlatineuse un livre que je n'avais pas lu, je lui demandai s'il était intéressant; elle m'offrit aussitôt très aimablement de me le prêter.

L'usage et les règlements sanitaires fixent à l'isolement une durée de quarante jours. Ce laps de temps convient pour la plupart des cas; mais il semble aujourd'hui démontré qu'il est parfois trop long ou trop court. Des scarlatineux n'ayant eu que l'exanthème pharyngé, d'autres ayant desquamé tôt et très peu, mais surtout ceux dont le rhino-pharynx a été peu infecté, ne seront plus dangereux pour leur entourage dès le vingt-cinquième ou trentième jour, si à ce moment la gorge est déjà revenue en bon état. Dans quelques cas au contraire, le convalescent peut encore contagionner après plus de quarante jours; il en est ainsi tout particulièrement quand la scarlatine s'est compliquée d'otite, et alors les risques de contagion peuvent se prolonger indéfiniment. Simpson relate qu'un enfant ayant été gardé deux cent quarante jours à l'hôpital pour otorrhée, ses quatre frères et sœurs furent atteints de la scarlatine peu de jours après son retour à la maison. Citant ce fait et d'autres, Gouget conclut qu'il n'y a pas, pour l'isolement, de règle uniforme qui convienne à tous les cas; l'isolement, comme le traitement, demanderait à être individualisé.

Au moment où le convalescent de scarlatine va reprendre la vie commune, il sera baigné, laissera dans la chambre ses vêtements et son linge, sera enroulé dans une couverture pour sortir de cette chambre, se vêtira avec du linge propre et d'autres vêtements et alors on fera désinfecter la chambre avec tout ce qu'elle contient (1).

La scarlatine est une des maladies auxquelles s'appliquent les dispositions de la loi du 15 février 1902; la déclaration et la désinfection sont obligatoires. Un arrêté ministériel du 10 février 1903 a fixé le mode de la déclaration au maire de la commune, au préfet ou sous-préfet. A Paris, la déclaration est faite au préfet de police. Sur la liste des maladies à déclaration obligatoire, la scarlatine est la maladie n° 4. Cette déclaration a une très grande importance, non pour la désinfection terminale qui pourrait être prescrite par le médecin sans intervention de l'autorité publique, mais pour renseigner les préfets, sous-pré-

(1) Nous n'insistons pas sur les divers procédés de désinfection; cette incursion dans le domaine de l'hygiène serait bien longue.

fets et maires sur l'existence de maladies contagieuses dans telle commune, ce qui présente un intérêt considérable pour la prophylaxie, surtout dans le milieu militaire, comme nous le verrons.

Lorsqu'un cas de scarlatine survient *dans une école*, un lycée ou un collège, de nouvelles questions se posent. Le licenciement général des élèves était autrefois très conseillé; on estime aujourd'hui, et avec raison, qu'il ne doit être ordonné qu'à titre exceptionnel, car, parmi les élèves internes licenciés, quelques-uns peuvent être en incubation de scarlatine, et ils iront, dans leurs familles, créer de nouveaux foyers de contagion (1). En tout cas, le licenciement pourrait être limité à certaines classes. Le mieux est de surveiller attentivement les élèves, de les examiner et d'isoler ceux dont la gorge sera rouge, ceux qui auront le moindre malaise fébrile. D'après Courmont et Rochaix, on ne doit recourir au licenciement qu'après insuccès de la méthode des évictions successives. Quand, dans une famille de plusieurs enfants, se produit un cas de scarlatine, les frères et sœurs du malade isolé ne sont admis à l'école qu'après un délai de huit jours; si le malade n'a pas été isolé, les frères et sœurs, même indemnes, ne reviendront à l'école qu'en même temps que le scarlatineux guéri. (Arrêté ministériel du 3 février 1912.) Dès qu'un cas de scarlatine est reconnu dans une école, on procédera à la désinfection de la classe où était l'enfant, des livres qu'il utilisait. Dans les écoles, et nous y reviendrons à propos des casernes, il faut se méfier tout particulièrement des cas frustes qui, si l'on n'y prenait garde, échapperaient à l'observation du médecin et entretiendraient l'épidémie.

La prophylaxie *dans les casernes* préoccupe depuis longtemps le service de santé; en 1907, à la Société

(1) Courmont et Rochaix, Précis d'Hygiène, 1921.

de Médecine militaire française, un rapport de Le Goïc sur cette question fut suivi d'une longue discussion qui se prolongea pendant plusieurs séances ; en lisant les réflexions très instructives faites par les hygiénistes militaires, on se rend bien compte des difficultés nombreuses qu'ils rencontrent et qui ne peuvent être aplanies que par une collaboration parfaite du Commandement et du Service de santé. La scarlatine est parfois contractée par les soldats au cours des manœuvres avec cantonnement dans des villages où il existe des cas de cette maladie ; elle est souvent aussi importée dans les casernes par des permissionnaires revenant de localités où règne une épidémie. Il est donc absolument indispensable que l'autorité militaire soit renseignée sur l'existence de maladies contagieuses en telle ou telle localité. Pour les manœuvres de garnison, il est facile de connaître l'état sanitaire de la région, voisine de la caserne, où les troupes cantonneront ; pour les permissionnaires à destination lointaine, les renseignements sont souvent incomplets ; on ne se les procure que lentement et difficilement.

Quand les soldats partent en permission ou en reviennent, ils sont soumis à la visite du médecin. Ceux qui présentent des symptômes fébriles, des signes d'angine, au moment du départ, seront retenus au corps ; ceux qui, au retour, paraissent malades seront mis en observation. Toute cette discipline des soldats partant en permission ou en revenant paraît facile à régler, mais pratiquement on ne peut surveiller l'état sanitaire de tous les hommes d'une caserne. Voici, par exemple, un fait montrant qu'un soldat peut, sans le savoir et en étant de très bonne foi, contaminer pendant deux ou trois jours ses voisins de chambrée : j'étais appelé un samedi dans une famille pour examiner un jeune homme faisant son service militaire en Bretagne et qui venait d'arriver à Nantes en permission de vingt-quatre heures ; il avait 39°5, une gorge rouge et une éruption de scarlatine. Il me raconta que, le jeudi, il s'était senti fatigué, avait eu un peu de fièvre ; sachant qu'il devait partir en permission deux jours plus tard, il ne s'était pas fait porter malade, avait pu être exempté d'exercice par le sergent ; le vendredi et le samedi, il était resté à faire des corvées dans la chambrée, à aider le fourrier au bureau de la compagnie ; et, frissonnant, souffrant un peu de la gorge, il avait ainsi attendu l'heure de partir en permission, avait pris le train pour venir d'une garnison du Morbihan à Nantes. Voici donc un soldat qui, pendant deux jours, a pu répandre le virus scarlatin dans la caserne et ensuite dans un wagon pendant le trajet en chemin de fer. Sa scarlatine fut déclarée à Nantes et il fallut sans doute quelques jours avant que le régiment fût prévenu de ce cas qui avait pu déjà en engendrer d'autres.

Quelquefois, c'est dans la famille d'un officier que survient un cas de scarlatine ; l'officier, son ordonnance risquent alors d'importer la maladie à la caserne ou au quartier. Un soldat se présente à la visite, avec un malaise fébrile, une légère angine ; le médecin le fait entrer à l'infirmerie régimentaire ; un jour, deux jours plus tard, une éruption apparaît ; c'est la scarlatine. Le soldat est aussitôt transporté à l'hôpital, mais déjà il a peut-être contagionné d'autres soldats, ses voisins. Il faudrait donc avoir, dans les infirmeries, des salles d'isolement pour tenir en observation les angines suspectes, les éruptions douteuses.

Voici donc un soldat qui a la scarlatine ; dans la chambrée où il couchait, la place qu'il occupait et les places voisines seront désinfectées ; les vêtements de ce soldat seront isolés, en attendant leur passage à l'étuve ; on pratiquera aussi la désinfection des locaux communs (bureau, réfectoire) et celle des latrines. Comme l'a fait remarquer Manon à la Société de Médecine militaire française, il est bien rare que dans une désinfection il n'y ait pas quelque chose d'oublié ; dans l'artillerie et la cavalerie, il faudra, comme le conseille Vincent, désinfecter le harnachement, les brosses et ustensiles servant à son entretien. Les médecins militaires font aussi observer que le capitaine commandant une compagnie ou une batterie hésite parfois à faire pratiquer la désinfection de tenues en très bon état, celles-ci risquant d'être plus ou moins abîmées.

Dans les casernes, comme dans les écoles, ce sont surtout les cas frustes qui prolongent une épidémie ; on prend des précautions aussi grandes que possible et l'on est, malgré cela, surpris de voir de nouveaux cas apparaître ; ce sont des soldats ou des écoliers, peu malades, atteints d'une légère angine, qui n'ont pas été soumis à l'examen des médecins et qui continuent à répandre autour d'eux le virus scarlatin ; peut-être aussi existe-t-il des sujets sains porteurs de germes qui, sans être atteints, contagionnent leur entourage.

L'*hospitalisation* des scarlatineux demanderait, pour être étudiée à fond, de très longs développements. Nous devons nous borner à quelques idées générales ; c'est un des chapitres les plus importants de l'hygiène hospitalière (1). Deux systèmes peuvent être et sont employés : isolement des scarlatineux dans un pavillon affecté à cette seule maladie ; isolement individuel dans un pavillon où sont soignés des malades atteints d'affections contagieuses diverses. On s'accorde à reconnaître la nécessité d'avoir, avec le premier système, des chambres d'isolement dans le pavillon des scarlatineux ; il faut, pour certaines complications,

(1) *Hygiène hospitalière*, par LOUIS MARTIN. Fascicule VIII du traité d'Hygiène de Brouardel et Mosny. Paris, 1907.

réaliser ce que Martin appelle l'isolement dans l'isolement. A l'hôpital de l'Institut Pasteur, chaque scarlatineux est soigné dans un box où il est à l'abri de tout germe étranger ; tout ce qui pénètre dans la chambre doit être stérile ou du moins privé de germes nocifs ; tout ce qui sort de la chambre sera aussitôt désinfecté ; le malade ne reçoit pas de visites, ses parents peuvent le voir en venant à la porte du box qui donne sur un balcon extérieur ; le médecin et l'infirmière pénètrent seuls dans le box, revêtus d'une blouse qu'ils mettent en entrant et quittent avant de sortir. Dans chaque box, une grande boîte cylindrique en tôle galvanisée reçoit le linge sali qui sera ensuite désinfecté ; la vaisselle est recueillie dans des paniers portés aussitôt dans un lave-vaisselle qui est une sorte d'autoclave. Chaque box a naturellement une arrivée d'eau froide, une arrivée d'eau chaude, un évier et une bonde de vidange pour les eaux de lavage ; le sol et les murs sont lavables. Les lettres écrites (au crayon) par les scarlatineux sont désinfectées dans une étuve à vapeur avant d'être mises à la poste. Dans un hôpital dirigé avec énergie, avec un personnel infirmier très consciencieux et bien stylé, les précautions à prendre lors de l'entrée et de la sortie du box, les manœuvres nécessaires pour recueillir la vaisselle, le linge, la désinfection, tout se fait sans hésitation et sans fautes d'asepsie. Mais il faut avoir, dans ces services de contagieux, une discipline analogue à celle des salles d'opérations chirurgicales.

Et la méthode de Milne ? Dans le *Lancet* du 22 avril 1911, Milne exposa les résultats que lui avait donnés une méthode de traitement et de prophylaxie sans isolement, méthode appliquée par lui depuis trente ans en cas de scarlatine et de rougeole. Gaullieur l'Hardy (1) fit connaître en France la méthode de

(1) *Gazette des Hôpitaux*, 24 juin 1911.

Milne et, depuis lors, on l'appliqua quelquefois, on la discuta souvent.

Dès que le diagnostic de scarlatine est posé ou soupçonné, on frictionne doucement le malade du sommet de la tête à la plante des pieds avec de l'huile d'eucalyptus ; cette friction est répétée matin et soir pendant quatre jours, puis, du cinquième au dixième jour, la friction n'est plus pratiquée qu'une fois par jour. On badigeonne les amygdales et le pharynx avec un tampon d'ouate, monté sur une pince et imbibé d'huile phéniquée au dixième ; ces badigeonnages sont répétés toutes les deux heures pendant les vingt-quatre premières heures, plus rarement par la suite. Avec ce traitement, dit Milne, il ne survient jamais d'infections secondaires ; d'autres enfants peuvent occuper la même chambre que le scarlatineux sans risques de contagion ; les mesures de désinfection concernant les cuillères, fourchettes, la vaisselle du malade sont inutiles. Milne cite le cas d'une fillette de sept ans qui contracta la scarlatine, fut traitée par cette méthode et vécut dans un dortoir avec 26 enfants sans qu'aucun autre cas ne se produisît. Un petit malade atteint de scarlatine fut soigné pendant toute la durée de sa maladie dans une salle de chirurgie, parmi 15 autres enfants ; pas de contagion. Un autre scarlatineux put être mis en contact avec 60 enfants, sans contagion. Ces faits sont très intéressants ; il faut les connaître, d'abord pour y trouver un argument en faveur de la théorie qui place le virus scarlatin dans la gorge du malade, puis pour démontrer qu'un scarlatineux dont la gorge est bien désinfectée, dont tout le corps est frictionné avec de l'huile d'eucalyptus, devient beaucoup moins dangereux pour son entourage.

Mais doit-on appliquer intégralement la méthode de Milne, c'est-à-dire laisser le scarlatineux au milieu d'autres malades, atteints d'affections diverses, ou au milieu de sujets sains ? Nous ne le croyons pas ; la méthode de Milne ne nous paraît pas devoir supprimer l'isolement ; c'est une méthode adjuvante qui sera employée en même temps, qui pourra même permettre quelquefois de ne pas recourir à l'isolement, mais seulement dans des circonstances exceptionnelles. Pendant la guerre, des scarlatineux furent ainsi soignés sans isolement à Guiscard et à Ligny-en-Barrois et on n'observa aucun cas de contagion (1). Mais c'était la guerre et on ne pouvait faire mieux, du moins dans la zône des armées. En ce même temps, à l'hôpital du Val-de-Grâce, Florand (2), chargé du service des scarlatineux, préféra s'en tenir à l'ancienne méthode de prophylaxie, la méthode de Milne lui paraissant nécessiter un personnel nombreux, très bien éduqué. La méthode de Milne qui laisse le scarlatineux au milieu d'autres personnes, malades ou saines, ne sera donc utilisée que quand on ne pourra faire autrement. Joannon, qui vient de faire une étude très complète de cette méthode, conclut aussi qu'elle est « une méthode de fortune qui peut, en cas de force majeure, rendre de réels services. Elle est indiquée toutes les fois que l'isolement est impossible ». (*Le Journal médical français*, décembre 1923.)

Dans l'avenir, la prophylaxie de la scarlatine bénéficiera peut-être d'une sérothérapie préventive ou d'une vaccination. Des essais ont déjà été tentés avec le *sérum d'un convalescent* de scarlatine ; un travail de Degkowitz (3) aboutit aux conclusions suivantes : le sérum de convalescent, employé à titre

(1) Lemoine et Devin, *Revue d'Hygiène*, 1916, p. 320. Lemoine. *Revue d'Hygiène*, 1920, p. 564.

(2) Florand, Une année au service des contagieux du Val-de-Grâce. *Soc. méd. des Hôp.*, 16 juin 1916.

(3) *Münchener med. Woch.* 30 juin 1922. Analysé par Pichon, *Paris Médical*, 10 mars 1923.

préventif, ne peut agir que chez des sujets non encore infectés ou contagionnés depuis quelques heures seulement; à cette condition, une dose de 5 à 10 c.c. préserve de la scarlatine, en donnant une immunité passive qui dure de trois à six semaines; cette méthode de sérothérapie préventive pourra donc être employée dans les familles, dans les écoles où s'est produit un cas de scarlatine.

On commence aussi à pratiquer la *vaccination antiscarlatineuse*. Mlle de Biehler (1), Mme Bercovitch (2) ont fait connaître en France les résultats obtenus par les médecins russes et polonais avec le vaccin de Gabritschewsky. L'année dernière, Mme de Biehler (3) a publié un second mémoire sur cette question. Le vaccin est préparé avec des cultures de plusieurs races de streptocoques provenant de différents cas de scarlatine; les cultures, chauffées à 60°, additionnées de phénol, sont centrifugées et le sédiment ainsi obtenu est dilué dans du sérum artificiel (cinq milligrammes de précipité sec dans 1 cc. de sérum). Gabritschewsky injecte de 0 cc. 25 à 1 cc., selon l'âge du sujet à vacciner, et double cette dose à la seconde et à la troisième injection. Czarkowski conseille des doses plus faibles, 0 cc. 05 à 0 cc. 20. Les trois injections vaccinantes sont faites à trois ou quatre jours d'intervalle.

On observe peu de réaction locale, seulement une légère tuméfaction rouge; le plus souvent, la vaccination ne provoque pas de symptômes généraux; on voit cependant parfois survenir un léger mouvement fébrile, avec de l'angine et même un exanthème. Les

(1) Sur l'emploi du vaccin-antiscarlatineux, *Arch. de Méd. des Enfants*, mars 1914.

(2) Prophylaxie de la rougeole et de la scarlatine. *Thèse de Toulouse*, juin 1916.

(3) Le vaccin antiscarlatineux, sa valeur prophylactique et curative. *Arch. de Méd. des Enfants*, mars 1923.

réactions sont un peu plus fortes chez les adultes que chez les enfants ; la durée de l'immunisation est encore mal connue, deux mois à un an (Gabritschewsky), deux ans (Czarkowski).

Mme de Biehler a vacciné 1.265 enfants et 33 adultes ; 18 seulement contractèrent la scarlatine, quelques uns huit à dix jours après la première vaccination, faite sans doute alors qu'ils étaient déjà en incubation de la maladie. Mme de Biehler conseille vivement l'emploi de ce vaccin pour arriver : « sinon à la suppression définitive du fléau de l'enfance qu'est la scarlatine, au moins à la diminuation des cas de cette maladie funeste. » En France, la scarlatine n'étant ni très fréquente, ni très grave, on peut se demander si le vaccin antiscarlatineux trouvera souvent ses indications. Si des épidémies redoutables survenaient, il y aurait lieu de tenir compte des faits signalés par les médecins polonais.

CHAPITRE XII

TRAITEMENT

Le traitement de la scarlatine est celui de toutes les toxi-infections contre lesquelles on ne possède pas encore de sérum : hygiène; régime alimentaire; stimulation des défenses de l'organisme; élimination des poisons microbiens ; indications thérapeutiques d'après les formes cliniques et les complications.

Nous aurons sans doute un jour le traitement spécifique sous la forme d'un sérum antiscarlatineux que l'on préparera comme le sérum antidiphtérique, en immunisant des chevaux. En attendant ce jour, on a eu l'idée d'utiliser le *sérum d'un convalescent* de scarlatine qui vient de lutter contre l'infection. Ce sérum a-t-il une action spécifique? Moog (1) ne le croit pas ; il a traité des scarlatineux avec du sérum de convalescents, dont il apprécie la valeur, mais aussi avec le sérum humain normal, qui exerce une action thérapeutique très analogue, et encore avec du sérum équin de Moser; ces trois sérums ayant

(1) *Berliner Klin. Woch.* 18 avril 1921. Analysé par P. L. Marie. *Presse médicale*, 16 juillet 1921.

eu une heureuse influence, Moog admet qu'ils ont tous trois une action protéinothérapique non spécifique. Quoi qu'il en soit, le sérum de convalescent a été injecté, en Allemagne, par voie sous-cutanée, intra-musculaire et intra-veineuse. D'après Mironesco et Sager (1) les injections de sérum de convalescent faites par voie intra-musculaire ne donnent aucune réaction; elles provoquent généralement dans les 24 heures une chute de la température et une amélioration de l'état général, mais elles n'empêchent pas les complications rénales. Debré et Paraf (2) ont obtenu un excellent résultat dans un cas de scarlatine maligne : une fillette de cinq ans semblait vouée à une mort certaine lorsqu'on lui injecta sous la peau, au septième jour de la maladie, 30 cc. de sérum d'un convalescent; son état s'améliora; deux jours après, seconde injection; la détente continue et l'enfant guérit. Debré et Paraf conseillent de prendre un donneur de sérum qui ne soit ni tuberculeux, ni syphilitique, et arrivé à la cinquième semaine de la scarlatine; le sérum recueilli est chauffé une demi-heure à 56° avant d'être injecté; on pourrait aussi injecter du sang citraté. On fera des injections intra-musculaires ou sous-cutanées de 30 à 50 cc. de sérum.

Daniel (3) traite ses malades par le sang total de convalescent. C'est une méthode « facile, expéditive, à la portée de tout praticien à l'hôpital, en ville, comme à la campagne. » On choisit des convalescents, n'étant atteints ni de tuberculose, ni de syphilis (ni de paludisme en certains pays), convalescents ayant eu une scarlatine sévère; et pour être plus sûr d'avoir un sang immunisé par la maladie récente, le

(1) *Soc. méd. des Hôp. de Paris*, 1922. p. 188.
(2) *Paris Médical*, 4 novembre 1922.
(3) Daniel, Traitement de la scarlatine par le sang total de convalescent. *Presse Médicale*, 11 avril 1923.

mieux est de mélanger le sang de plusieurs convalescents. Aux petits scarlatineux de 1 à 2 ans, on injecte 10 cc.; aux grands enfants et aux adultes, 15, 20, 40 cc. Les injections sont pratiquées dans les masses musculaires de la fesse ou sous la peau, quelquefois dans les veines si le cas est très grave. Pour les scarlatines de moyenne intensité, deux injections de 10 à 15 cc. suffisent; dans les formes graves, on renouvelle chaque jour une injection de 15 à 30 cc. jusqu'à la chute de la température. Daniel a traité par cette méthode 35 scarlatines graves; cinq malades seulement ont succombé. Il a observé, à la suite des injections, une chute de la température qui peut baisser brusquement, en 12 ou 24 heures, de 2 ou 3 degrés ou descendre en deux temps, mais encore assez rapidement; le pouls diminue de fréquence, les symptômes ataxo-adynamiques disparaissent; la diurèse devient meilleure, les phénomènes angineux s'atténuent et l'exanthème lui-même paraît pâlir. Mais l'évolution générale de la scarlatine n'est pas raccourcie; la succession des différentes périodes s'effectue suivant le cycle habituel. Quant aux complications, Daniel n'en a pas observé d'autres que six adénites cervicales suppurées. D'après Daniel, cette méthode de traitement doit être employée, et le plus tôt possible, dans toute scarlatine maligne hyperthermique, dans les scarlatines fébriles moyennement graves; on peut discuter de son opportunité en cas de scarlatine normale bénigne ou fruste (1).

Depuis déjà longtemps, en se basant sur la fréquence des infections secondaires à streptocoques, on avait eu l'idée de faire, dans la scarlatine, une sérothérapie antistreptococcique. En France, on a

(1) Dirons-nous, comme Daniel, que cette méthode de traitement est facile, à la portée de tout médecin exerçant à la campagne? Nous n'oserions l'affirmer. Un sérum en flacons, de provenance équine, serait d'un emploi bien plus facile.

utilisé le *sérum de Marmorek.* Josias, dès 1895, l'avait employé dans un but prophylactique ou curatif, mais sans constater d'effets favorables. Comby, Tollemer eurent les mêmes résultats. Weill et Mouriquand ont noté quelques améliorations assez nettes dans plusieurs cas d'infections streptococciques post-scarlatineuses et en particulier dans des cas avec angine grave, coryza purulent et otite. Nobécourt (1) a injecté le sérum antistreptococcique polyvalent de l'Institut Pasteur aux scarlatineux de l'hôpital des Enfants-Malades; les effets n'ont pas été bien démonstratifs; cependant, en cas d'angine ulcéreuse, d'infection du cavum, la sérothérapie amena la chute de la température et la rétrocession des symptômes locaux. Il faut injecter à un enfant de 20 à 40 cc. et renouveler les injections.

En Allemagne, en Autriche, en Russie, on a préconisé un sérum antiscarlatineux, *le sérum de Moser*, qui n'est en réalité qu'un sérum antistreptococcique, nullement spécifique, puisqu'il provient d'animaux immunisés avec des streptocoques isolés du sang de malades morts de la scarlatine. D'après Escherich, en injectant de bonne heure 100 à 200 cc. de sérum de Moser, on obtient une chute de la température et une amélioration de l'état général. Woynow, à Pétersbourg, constata les mêmes résultats favorables (2). Mais Bilik (3) signale, par contre, que le sérum de Moser n'a aucune action sur la température, qu'il aggrave même plutôt quelques symptômes, qu'il provoque souvent des accidents sériques graves.

Une autre sérothérapie doit parfois être employée

(1) Art. TRAITEMENT DE LA SCARLATINE *in* Thérapeutique des maladies infectieuses. 1 vol. de la Bibliothèque de thérapeutique Gilbert et Carnot. 1913.

(2 *Rousky Vratch*, 1908. Analysé *Arch. de Med. des Enfants*, 1909, p. 780.

(3) *Arch. f. Kinderheilk.* 1908, p. 344.

dans la scarlatine et exerce alors une action certaine; c'est la *sérothérapie antidiphtérique*. Lorsque la scarlatine se complique de diphtérie, et cette association était fréquente autrefois dans les hôpitaux d'enfants, on injectera du sérum antidiphtérique, à la dose de 40, 60 cc. et même davantage; on renouvellera les injections tant que les fausses membranes n'auront pas disparu.

Nous signalerons rapidement les essais pratiqués dans un but curatif avec le vaccin de Gabritschewsky. D'après Mme de Biehler, une injection de ce vaccin amende souvent les symptômes morbides. On ne peut encore se prononcer sur la valeur de cette méthode.

En attendant le traitement spécifique qui améliorera très probablement le pronostic de la scarlatine, nous avons beaucoup à faire pour mettre le malade dans les meilleures conditions de résistance à l'infection.

L'hygiène et la propreté du malade seront surveillées avec attention. La chambre doit être convenablement aérée, en restant à une température convenable (16 à 18°); nous avons vu le rôle néfaste du refroidissement en ce qui concerne les complications rénales. Rauzier (1) admet, comme Hutinel, que le refroidissement sollicite l'infection du rein. Deux fillettes étaient au quinzième jour de la scarlatine lorsqu'elle commirent l'imprudence d'ouvrir un instant leur fenêtre (c'était vers la fin de novembre) pour saluer du balcon un de leurs parents qui arrivait en automobile; le lendemain, les deux jeunes filles étaient prises de céphalée, de vomissements et l'on constatait dans leurs urines les chiffres énormes de 30 et de 20 grammes d'albumine; l'une d'elles succombait quelques semaines plus tard, au cours d'un accès d'œdème pulmonaire.

(1) Traitement de la scarlatine. *Arch. gén. de Médecine*, 1905, p. 3.097.

Le malade sera maintenu au lit pendant trois semaines environ dans la plupart des cas; si c'est une scarlatinette, le premier lever sera plus précoce; dans les formes graves et compliquées, la durée de l'alitement devra être plus longue. On surveillera les urines quand le malade commencera à se lever, une albuminurie du type orthostatique pouvant apparaître à ce moment; les urines doivent d'ailleurs être examinées très souvent pendant la période fébrile et la convalescence.

Par l'hygiène et la propreté, par les soins de la bouche et de la gorge dont nous parlerons, on arrive à diminuer la fréquence et la gravité des infections secondaires. Pour la propreté de la peau, les bains sont excellents, bains savonneux tièdes tous les deux jours; le linge de corps, les draps de lit seront souvent changés. Au moment de la desquamation, on prescrira encore des bains savonneux, des bains de pied prolongés, des onctions avec de la vaseline boriquée, avec de l'huile d'eucalyptus. Chez les fillettes, la propreté des organes génitaux sera surveillée, les vulvites étant assez fréquentes, surtout dans les hôpitaux.

Dans la scarlatine comme dans la fièvre typhoïde, les soins minutieux de la bouche ont une extrême importance. Chez des malades sérieusement atteints, plus ou moins prostrés, il faut qu'une infirmière instruite, patiente et dévouée y apporte la plus grande attention. Les dents seront brossées, les gencives nettoyées deux fois par jour; on fera rincer la bouche du malade avant et après chaque prise d'aliment avec une solution alcaline. Des lavages de la bouche et du pharynx doivent être souvent pratiqués; chaque médecin a ses formules préférées, ses antiseptiques de prédilection. Nous estimons que ces lavages agissent surtout mécaniquement, que les antiseptiques énergiques sont inutiles, peut-être même dangereux. Les lavages à l'eau bouillie ou à l'eau boriquée, les gargarismes au salicylate de soude donnent de bons résultats. On évitera l'emploi de la résorcine, Comby ayant constaté qu'à la suite de badigeonnages des amygdales avec de la glycérine résorcinée, on pouvait observer de l'oligurie avec des urines vertes ou noires (1). Hutinel et Martin conseillent de ne pas employer des antiseptiques caustiques, de ne faire des lavages de la gorge qu'avec une faible pression pour ne pas irriter les tissus par un jet brusque et fort. Les pulvérisations avec le jet d'un vaporisateur de Lucas-Championnère étaient d'un emploi quotidien à l'hôpital de l'Institut Pasteur en 1907 et 1908; dans le flacon du vaporisateur, on met de l'eau de guimauve ou de l'eau bouillie.

Et la désinfection des fosses nasales, du rhino-pharynx? La valeur des huiles antiseptiques, des diverses pommades a été discutée, surtout à la suite de l'épidémie de grippe de 1918. Pour les fosses nasales, comme pour la gorge, pas d'antiseptiques irritants. Nobécourt recommande d'introduire, deux ou trois fois par jour, dans chaque narine, 1 à 2 centimètres cubes d'une solution tiède de chlorure de sodium à 7 gr. 50 p. 1000, ou de l'huile de vaseline camphrée à 1 p. 10, ou de la vaseline boriquée à 1 p. 20. J'emploie souvent une pommade au baume du Pérou. L'électrargol et l'argyrol sont très en vogue. Il ne faut pas faire d'irrigation dans les fosses nasales; on courrait le risque de refluer les germes microbiens vers les orifices des trompes d'Eustache et de provoquer ainsi des otites.

La question du *régime alimentaire* qui convient aux scarlatineux a une très grande importance; aussi fut-

(1) *Soc. méd. des Hôp. de Paris*, 1897, p. 278. Tous les badigeonnages de la gorge avec des collutoires ne sont pas sans inconvénients; on risque de traumatiser une muqueuse enflammée et d'y réaliser des érosions (Nobécourt).

elle très étudiée, surtout en 1905 et en 1906, et nous devons la discuter un peu longuement (1).

Faire éliminer les toxines pendant la période fébrile par le lait et les boissons abondantes, donner ensuite au malade une alimentation qui lui permette de réparer ses forces, car souvent le scarlatineux maigrit beaucoup, mais veiller en même temps à ménager les reins et n'autoriser aucun aliment qui puisse être incriminé s'il survient une néphrite scarlatineuse, telles sont les indications théoriques admises par tous. Si l'on parcourt les travaux publiés sur ce sujet, on remarque que les auteurs prétendent arriver au même but par des voies très différentes ; à la Société médicale des Hôpitaux de Paris, cette question a été plusieurs fois à l'ordre du jour ; les discussions qu'elle a soulevées ont présenté par elles-mêmes un grand intérêt pratique ; de plus elles ont provoqué quelques recherches importantes sur les éliminations urinaires des scarlatineux soumis à différents régimes. En se basant sur ces travaux, en choisissant dans les divers régimes proposés ce que chacun a ou paraît avoir de meilleur, on peut fixer, au moins dans ses grandes lignes, le régime alimentaire qui convient pour la plupart des cas, c'est-à-dire pour les scarlatines de moyenne gravité dans lesquelles la fièvre tombe après quelques jours et le malade n'a pas d'albuminurie persistante.

En lisant les monographies sur la scarlatine qui datent d'une quarantaine d'années, on est surpris de constater que cette question du régime alimentaire y est très sommairement traitée. En 1879, Sanné conseille de donner pendant la période fébrile des liquides (lait, bouillons, potages) en se réglant sur l'appétit du malade et en se gardant, par conséquent,

(1) M. Brelet, Le régime alimentaire dans la scarlatine. *Gaz. méd. de Nantes*, 12 décembre 1908.

d'une diète rigoureuse, comme d'une alimentation forcée; puis « quand l'éruption est terminée, l'appétit renaît, l'alimentation habituelle peut être reprise. » Vers la même époque, Picot recommande seulement de diminuer l'alimentation sans la supprimer entièrement pendant la période fébrile.

Quelques années plus tard, la formule du régime alimentaire dans la scarlatine est très différente; elle consiste à prescrire le régime lacté exclusif pendant toute la durée de la maladie et même à continuer ce régime lacté deux ou trois semaines après la guérison (Ziegler, Jaccoud, Dieulafoy); on espère ainsi éviter la néphrite scarlatineuse tardive. Cette formule eut un grand succès; elle était très simple, très prudente et recommandée par de grands cliniciens. Cependant plusieurs auteurs montrèrent qu'il était difficile de maintenir les malades ou plutôt les convalescents au régime lacté pendant cinq à six semaines; ils conseillent de réduire à trois semaines la durée du régime lacté, d'ordonner ensuite le régime lacto-végétarien et ils permettent même plus tard un peu de viande; on retrouve cette opinion dans la plupart des ouvrages classiques publiés de 1900 à 1906, en particulier dans le livre de Roger, dans les articles de Moizard, de von Pirquet et Schick (1). Ce régime alimentaire de la scarlatine est d'ailleurs très rationnel; les travaux les plus récents ont prouvé que ces prescriptions devaient être presque intégralement conservées.

Mais avant d'en arriver là, il faut rappeler les diverses communications faites à la Société médicale des Hôpitaux de Paris en 1905 et 1906. A la séance du 2 juin 1905, Dufour présente sa statistique d'une année de scarlatine, soit 268 cas, et il expose sa nou-

(1) V. Pirquet et Schick, art. Scarlatine, *Handbuch der Kinderheilkunde*. Bd. I, 1906.

velle méthode d'alimentation : les scarlatineux ont été nourris dès le début de leur affection, dès qu'ils ont manifesté le désir de manger, même en période fébrile, c'est-à-dire à des dates qui ont varié du troisième au dixième jour à partir du commencement de la maladie ; le régime est celui du deuxième degré des Hôpitaux de Paris, lait, œufs, viandes, poissons, légumes frais ; en cas d'albuminurie fébrile, les malades sont maintenus au régime lacté ; le jour où l'albuminurie disparaît, on leur donne l'alimentation solide ; si l'albuminurie survient pendant la convalescence, c'est encore au régime lacté qu'il faut avoir recours. Aucun des malades ainsi soignés n'etant sorti de l'Hôpital avec une néphrite et de l'albuminurie, Dufour conclut qu' « on peut sans danger donner une alimentation solide aux scarlatineux s'ils ont faim dès le début de leur maladie, même en période fébrile, à la condition de surveiller attentivement leur urine ». Cette première communication de Dufour fut suivie d'une discussion assez vive ; Comby, Sired y défendirent le régime lacto-végétarien ; Béclère distingua parmi les scarlatineux : ceux d'entre eux qui ont de l'albuminurie précoce doivent être très surveillés pendant longtemps pour l'alimentation, ceux qui n'ont pas eu d'albuminurie au début pourront être alimentés plus tôt (1).

La méthode de Dufour avait déjà des adeptes, qui lui faisaient toutefois subir quelques modifications ; c'est ainsi que Dopter (2) donne aux scarlatineux un régime solide, mais déchloruré, comportant de la viande, quand les malades réclament à manger, c'est-à-dire, en général, au moment de la défervescence ; Pater (3) emploie aussi le régime déchloruré, mais

(1) *Soc. méd. des Hôp.*, 9 juin 1905.
(2) *Soc. méd. des Hôp.*, 16 juin 1905.
(3) *Soc. méd. des Hôp.*, 2 février 1906, et *Presse médicale*, 19 mai 1906.

sans viande, dès la première semaine de la maladie. L'année suivante, Dufour (1) apporte de nouvelles statistiques, continue à défendre son opinion, tout en acceptant la déchloruration du régime dans certains cas, et en perfectionnant sa technique puisqu'ils écrit en 1906 cette conclusion beaucoup moins rigoureuse que la formule de 1905 : « On peut, en examinant journellement les urines et en maniant l'alimentation solide, le sel et le lait suivant les circonstances, traiter plus avantageusement que par le passé les scarlatineux, la néphrite de la scarlatine et obtenir de meilleurs résultats qu'avec le régime lacté intégral. » Citons encore un article de Deléarde (2) qui prescrit le régime déchloruré en pleine période d'éruption, la thèse d'Ammeux (3), la thèse de Gourdouan (4) qui conseille avec une conviction véritablement excessive le régime ordinaire normalement chloruré dès le début de la maladie, la thèse de Mitton (5) qui préconise une alimentation normale précoce.

On peut ne pas adopter la méthode d'alimentation de Dufour, mais il convient de reconnaître que Dufour a rendu un réel service à la pratique médicale en montrant que la question du régime alimentaire dans la scarlatine avait encore besoin d'être mise au point; son initiative, suivie de succès, a condamné définitivement l'usage du régime lacté intégral pendant six semaines. Sur ce point l'accord est complet; à la Société médicale des Hôpitaux, le régime lacté prolongé n'a pas trouvé un seul défenseur, pour ce qui est toujours des scarlatines de forme moyenne et sans albuminurie. Les arguments donnés par Dufour

(1) *Soc. méd. des Hôp.*, 2 et 9 février 1906.
(2) Deléarde, *Echo médical du Nord*, 20 janvier 1907.
(3) Ammeux, *Thèse de Lille*, janvier 1907.
(4) Gourdouan, *Thèse de Paris*, avril 1907.
(5) Mitton, *These de Paris*, 1919.

en faveur de sa méthode sont aussi très séduisants; les scarlatineux sont souvent très amaigris, le régime lacté prolongé retarde le moment où la courbe de poids devient ascendante, c'est-à-dire la date marquant, d'après Chauffard, la convalescence des maladies aiguës; chez les scarlatineux alimentés de bonne heure, suivant un régime solide même déchloruré, Pater a constaté que le poids commence à augmenter dès le lendemain de l'alimentation, et que, par une progression continue mais rapide, les malades reprennent leurs forces et leur embonpoint; il est bien certain aussi que les scarlatineux alimentés dès le début de leur maladie supporteront mieux les infections secondaires et les complications, s'il en survient. Il n'y a rien à objecter à cet argument; un autre point reste litigieux; le scarlatineux n'est pas un convalescent quelconque qu'il faut seulement engraisser et ramener à l'état normal le plus rapidement possible, c'est un convalescent exposé à la néphrite; or, on a vu des néphrites scarlatineuses survenir après un refroidissement ou des écarts de régime; donc préservons nos malades et des refroidissements et des écarts de régime; telle est la doctrine classique.

La nourriture n'intervient pas comme cause de néphrite, affirme Dufour; la viande ne donne pas d'albuminurie, ce qui en donne c'est le sel, prétend Dopter; dans ces conditions, il ne devient plus utile de maintenir les scarlatineux au régime lacté. Toute la question est là, dans les rapports de la néphrite avec l'alimentation; le jour où elle sera résolue dans un sens ou dans l'autre, la formule définitive du régime alimentaire de la scarlatine sera trouvée. Qu'il y ait une part de vérité dans l'affirmation de Dufour, nous n'en doutons pas; c'est le germe scarlatin, ce sont les infections secondaires à streptocoques, qui expliquent et les albuminuries précoces et les néphrites tardives de la scarlatine ; certains malades pourront manger de la viande et du sel dès le début de leur maladie et ils ne présenteront jamais d'albuminurie ; d'autres, au contraire, auront de l'albuminurie alors même qu'ils auront été maintenus au régime lacté. Mais si le virus scarlatin, si le streptocoque suffisent par eux-mêmes à produire la néphrite scarlatineuse, il n'en reste pas moins vrai que le refroidissement et que l'abus de certains aliments doivent être considérés comme des causes adjuvantes ayant une très grande importance; il convient donc de s'en préoccuper et par conséquent de ne pas alimenter le scarlatineux dès le début afin d'avoir le temps d'observer dans quel sens va évoluer la maladie, puis de commencer une alimentation prudente, progressive, en faisant un choix parmi les différents aliments. Ceci nous amène à examiner la question de la viande et du sel ; nous ne voyons aucun avantage à permettre la viande de très bonne heure aux scarlatineux ; les médecins du siècle dernier avaient bien montré que la viande est un poison pour les sujets dont le rein ne fonctionne pas parfaitement bien ; depuis les recherches sur les chlorures et la déchloruration, quelques auteurs ont paru oublier ou plutôt négliger cette notion de la toxicité des viandes et cependant elle est très exacte. Nous voici donc ramenés à la méthode du régime lacté pendant quinze jours à trois semaines, puis du régime lacto-végétarien. Mais ce régime lacto-végétarien doit-il être déchloruré? Le Professeur Widal et ses élèves ont prouvé que, chez certains malades atteints de néphrite, l'élimination du chlorure de sodium par les reins était insuffisante, que la rétention chlorurée était une cause importante des œdèmes constatés dans ces cas et qu'enfin, par le régime déchloruré, on pouvait diminuer la rétention chlorurée et par conséquent diminuer et même faire disparaître les œdèmes. « La cure de déchloruration n'est que le traitement d'un syndrome, celui de la rétention chlorurée (1). » Cette indication fondamentale du régime déchloruré ne s'applique donc pas aux scarlatineux dont nous nous occupons, c'est-à-dire aux scarlatineux arrivés à la convalescence sans abuminurie, sans néphrite et sans œdèmes. Mais Widal a montré ensuite que l'albuminurie est souvent influencée par la chloruration du régime; l'albuminurie est alors une manifestation de la chlorurémie ayant retenti sur le rein lui-même (2). Que le régime déchloruré soit indiqué à certaines périodes de la néphrite scarlatineuse, c'est indiscutable; mais il n'est pas prouvé que le régime déchloruré puisse avoir un rôle comme préventif de cette néphrite; les convalescents de scarlatine n'ayant pas, en général, de rétention chlorurée, il est presque inutile de les mettre au régime déclorurė. Cependant, il serait toujours préférable de connaître leur perméabilité rénale aux chlorures, en calculant ce que le malade ingère de chlorures par vingt-quatre heures et en dosant les chlorures éliminés par les urines. Mais cette recherche ne pouvant devenir d'un usage clinique habituel, le plus simple nous paraît être de donner pendant quelques jours un régime lacto-végétarien déchloruré; les urines sont surveillées, en ce qui concerne seulement l'albumine, et, après une huitaine de jours, le malade ne présentant aucun signe de néphrite, on pourra sans inconvénient prescrire le régime lacto-végétarien normalement chloruré.

Si l'étude des éliminations urinaires chez les convalescents de scarlatine pouvait être toujours faite, elle permettrait d'instituer l'alimentation la plus rationnelle. D'après quelques documents publiés sur ce sujet, les avantages et les inconvénients des différents

(1) Widal. La cure de déchloruration dans le mal de Bright, *Arch. gén. de med.*, 1904, t. I.

(2) Widal. — Les régimes déchlorurés. *VIII° Congrès de Médecine, 1905.*

régimes sont déjà mieux précisés. Lian (1) a montré que, dans les formes moyennes et graves de scarlatine, la diminution de la perméabilité rénale et la rétention chlorurée étaient assez fréquentes pendant la période d'état et suivies d'une décharge de chlorures au moment de la défervescence; il a remarqué que le syndrome infectieux tardif, dont le rôle est si important dans la pathogénie des néphrites, apparaissait aussi bien chez les malades soumis aux divers régimes, mais il a constaté aussi que l'albuminurie au quarantième jour était plus fréquente chez les malades soumis de bonne heure au régime carné-chloruré. Nobécourt et Merklen (2) n'ont pas observé de rétention chlorurée chez les scarlatineux, qu'ils fussent au régime lacté, au régime déchloruré ou chloruré. Cependant c'est avec le lait que l'élimination des chlorures est la plus régulière et que les crises chloruriques sont les plus rares. C'est aussi le régime lacté qui provoque l'excrétion la plus régulière d'urée; enfin une albuminurie, légère sans doute, a été observée chez tous les enfants qui n'étaient pas soumis au régime lacté; l'albuminurie a été beaucoup plus rare chez les enfants prenant du lait. Aussi Nobécourt et Merklen admettent-ils que, dans la scarlatine, le régime lacté doit être préféré aux autres modes d'alimentation pendant les quinze ou vingt premiers jours de la maladie; ils conseillent d'instituer ensuite un régime plus varié dont le sel ne sera pas exclu, mais où le lait occupera toujours la première place; la recherche de l'albumine devra être faite chaque jour.

Après avoir exposé et discuté les différents régimes des scarlatineux, il faut conclure. Voici le régime

(1) Lian, *Jour. de physiol. et de pathol. générales*, 1907, p. 1029.

(2) Nobécourt et Merklen. *Arch. de méd. des Enfants*, février 1908 et *Soc. de Pédiatrie*, juin 1908.

auquel nous donnons la préférence : Pendant la période fébrile, le malade prend du lait et des tisanes, puis du lait exclusivement jusqu'au quinzième jour ; il est mis ensuite au régime lacto-végétarien déchloruré pendant huit jours (lait, potages au lait, légumes, pâtes, fruits cuits, confitures, pain sans sel) ; la semaine suivante, on continue le même régime lacto-végétarien, mais normalement chloruré ; le malade arrive ainsi, sans avoir faim et en reprenant peu à peu ses forces, au trentième jour de la maladie ; les urines ont été examinées chaque jour. A cette date, et si les urines ne sont toujours pas albumineuses, le malade peut être mis sans aucun inconvénient au régime ordinaire carné et chloruré, mais il est encore utile de continuer l'usage du lait comme boisson jusqu'au quarantième jour. C'est à peu près ce régime qui était donné aux très nombreux scarlatineux soignés à l'hôpital de l'Institut Pasteur dans le service de notre maître Veillon, pendant l'épidémie de 1907.

Trois catégories de malades nous ont paru bénéficer particulièrement de ce régime. Ce sont d'abord les malades atteints de scarlatine tellement légère que le diagnostic en eût été presque impossible sans la notion d'épidémie et de contagion très probable ; ils viennent d'une école, d'une famille où plusieurs cas de scarlatine ont été constatés ; ils ont une angine légère, une éruption souvent fugace qui disparait en quelques heures et qui peut même échapper à l'observation médicale ; ces malades sont cependant bien des scarlatineux, car ils desquament pendant leur convalescence, mais ils ont été subjectivement si peu touchés par la scarlatine qu'on éprouve souvent quelque difficulté à leur imposer un séjour de six semaines à l'hôpital et qu'il serait absolument impossible de les maintenir pendant tout ce temps au régime lacté. Ce sont ensuite les malades atteints d'une scarlatine bien caractérisée, mais qui, du fait de leur situation sociale, devront reprendre leurs travaux dès leur sortie de l'hôpital; ils ont donc tout spécialement besoin d'être ravitaillés le plus promptement possible. Il en est de même pour la femme qui contracte la scarlatine pendant un allaitement, car cette femme doit continuer à donner le sein à son enfant (Roger, Dufour, L. Martin). Cette règle de conduite pour l'allaitement pendant la scarlatine n'est pas encore classique en France, mais elle le deviendra. Lepage (1) a écrit que la mère scarlatineuse peut allaiter sans inconvénient son nourrisson; il est, en effet, absolument exceptionnel que celui-ci contracte la scarlatine (2); on ne doit donc pas, par crainte d'un danger très minime de contagion, priver l'enfant des bienfaits inappréciables de l'allaitement maternel. Dans un travail très intéressant, Balard (3) a montré que l'allaitement maternel était trop fréquemment abandonné à l'occasion d'une maladie aiguë de la mère; il conseille d'interrompre parfois l'allaitement pendant une courte période d'hyperthermie, la sécrétion lactée étant, du reste, très réduite à ce moment, puis de faire reprendre les tétées en les complétant avec le biberon et enfin de remettre l'enfant exclusivement au sein dès la convalescence de la mère. Le mamelon sera désinfecté avant chaque tétée; l'enfant sera protégé par un linge stérile qui le sépare de sa mère, et celle-ci pourra même porter un masque pendant la tétée. Il sera aussi très utile de traiter la mère par la méthode de Milne.

(1) Lepage, Art. Scarlatine et grossesse. *Pratique médico-chirurgicale.*

(2) Lenarquand, Scarlatine maternelle et nourrissons. *Thèse de Paris*, juillet 1906.

(3) Balard, L'allaitement maternel dans les suites de couches pathologiques et les maladies infectieuses aiguës. *Gaz. hebd. des Sc. méd. de Bordeaux*, novembre 1922 et *La Pédiatrie*, mars 1923.

Quand on soigne un malade atteint d'une scarlatine légère, la thérapeutique est d'une très grande simplicité ; elle se résume à prescrire le régime alimentaire convenable, à désinfecter la gorge et le nez, à tenir toute la peau en bon état de propreté. Toute autre médication n'est pas indispensable. Faut-il donner des antithermiques? Ils nous paraissent tout à fait inutiles en cas de scarlatine évoluant avec une température de 38°, 38°5 ; que si la température est plus élevée, on a d'autres moyens d'action que les antithermiques, nous y reviendrons. Comme antiseptique général et antiseptique des reins, l'hexaméthylénetétramine (uroformine ; urotropine) a été très conseillée ; dès le début de la scarlatine, le malade prend chaque jour 1 gramme à 1 gr. 50 d'uroformine ; pour les enfants, la dose quotidienne est de 0 gr. 10 par année d'âge. En employant systématiquement l'uroformine, des médecins ont constaté une diminution du nombre des néphrites ; d'autres affirment au contraire avoir noté une plus grande fréquence de l'albuminurie chez les malades ainsi traités. Je donne volontiers une petite dose d'uroformine, celle-ci paraissant être un bon antiseptique des reins et du foie.

En 1915, F. Ramond communiqua à la *Société Médicale des Hôpitaux de Paris* (séance du 22 octobre) les heureux résultats obtenus avec le salicylate de soude. Peu de temps après, à la séance du 4 février 1916, Esmein apporta des faits confirmatifs. Puis Ramond et Schultz (1) publièrent un important mémoire sur cette méthode de traitement. Le rhumatisme articulaire aigu et la scarlatine, remarque Ramond, ont des points communs : début par angine, localisation sur les séreuses, longue durée ; les germes ultra-microscopiques de ces deux affections appartiennent sans doute à la même famille, bien qu'on puisse objecter que la

(1) *Soc. méd. des Hôp.*, 2 juin 1916.

scarlatine immunise alors que le rhumatisme n'immunise pas. En raison de ces analogies, et malgré la différence concernant les récidives, Ramond a eu l'idée de prescrire aux scarlatineux du salicylate de soude. On commencera le traitement le plus tôt possible; après avoir tâté le terrain avec une dose de 2 grammes, on prescrira une dose quotidienne de 6 grammes, en donnant 0 gr. 50 toutes les deux heures, jour et nuit (ou tout au moins en terminant à 23 heures pour reprendre à 5 heures). Avec ce médicament, le malade éprouve une sensation de bien-être; la température baisse, le pouls se ralentit, la diurèse s'améliore; les complications s'atténuent, même l'albuminurie. On surveillera l'élimination du salicylate de soude par les urines et on arrêterait la médication, si le salicylate s'éliminait mal; les menaces d'urémie contre-indiquent aussi ce traitement. Dans les cas habituels, où le salicylate de soude est bien supporté ou ne provoque que les incidents bien connus, il faut le prescrire à forte dose pendant toute la période fébrile et encore deux jours après la cessation de la fièvre; on le reprendra du quinzième au vingtième jour, car, d'après Ramond et Schultz, le salicylate de soude exerce une action très favorable sur l'angine très fréquente et assez particulière de cette période tardive. Avec le salicylate de soude, Ramond et Schultz n'ont eu qu'une mortalité de 0,25 p. 100. On ne peut encore se prononcer sur la valeur de ce traitement; le mémoire de Ramond et Schultz est fort intéressant et il serait à souhaiter que d'autres thérapeutes vinssent nous présenter les résultats obtenus par eux en administrant aux scarlatineux du salicylate de soude.

Les scarlatines graves, les scarlatines malignes exigent une action *thérapeutique très énergique*. Il faut combattre l'hyperthermie et la meilleure médication antithermique nous est fournie par l'*hydrothérapie*.

Currie, le premier, a traité les scarlatineux par des lotions et des affusions froides, méthode qu'il avait déjà employée dans le typhus épidémique. De 1801 à 1804, il soigna ainsi, à Liverpool, 150 malades. Masse utilise ensuite ce traitement à Bielfeld en 1809 et 1810. En principe, on adoptera la méthode des bains tièdes ou des bains refroidis plutôt que celle des bains froids ; Garnier conseille les bains tièdes à 32° ou 34°, qui suffisent à provoquer un abaissement de la température et une amélioration de l'état général ; on aura parfois recours aux bains progressivement refroidis et enfin, si on veut déterminer une vive réaction du système nerveux, on emploiera l'eau froide (1). Le traitement par les bains froids n'empêche nullement l'éruption de sortir. Nobécourt donne aux enfants des bains frais (26 à 30°), ou des bains progressivement refroidis, la température de l'eau étant au début inférieure de 2° à la température rectale du malade et étant abaissée peu à peu jusqu'à 30° ; mais, en cas d'accidents menaçants, il est partisan du bain froid, beaucoup plus actif, en adoptant la méthode de Le Gendre (2) : le premier bain à 25°, le deuxième à 22°, le troisième à 20°, le quatrième et les suivants à 18°. Cette dernière température paraît cependant devoir être réservée à des cas tout à fait exceptionnels (Nobécourt). Les bains dureront de cinq à dix minutes, seront répétés toutes les trois, quatre ou cinq heures. Les contre-indications du bain froid sont la tendance au collapsus cardiaque, le refroidissement des extrémités avec température élevée, les hémorragies, l'œdème du cou et de la glotte causant de la gêne respiratoire et les polyarthrites (Le Gendre).

Trousseau était très partisan des affusions froides

(1) MARCEL GARNIER, Traitement des fièvres éruptives chez l'adulte, *in* Thérapeutique des maladies infectieuses. Gilbert et Carnot. 1913.

(2) Traité pratique de thérapeutique infantile, 1908.

dans les cas de scarlatine avec accidents nerveux graves, avec hyperthermie violente : Le malade est mis nu, dans une baignoire vide ; on lui jette sur le corps trois ou quatre seaux d'eau à la température de 20° à 25° ; cette affusion dure d'un quart de minute à une minute au maximum ; immédiatement après, le patient est enveloppé dans des couvertures, puis remis au lit sans être essuyé, mais recouvert convenablement. Les affusions sont renouvelées, une, deux fois dans les vingt-quatre heures. On remarque qu'elles déterminent la diminution de la chaleur fébrile, le ralentissement du pouls, la cessation du délire et de l'agitation ; Trousseau insiste encore sur l'exaltation de l'éruption après les affusions froides ; la peau prend une teinte rosée plus intense.

Rauzier a relaté une observation de scarlatine hyperthermique (41°6) d'une gravité extrême, traitée et guérie par des affusions avec de l'eau à 14°. L'enfant était pour ainsi dire mourant ; Rauzier arrive, juge la situation presque désespérée et propose l'emploi de l'eau froide. « Le père, un négociant aux conceptions précises et de caractère énergique, adopte sans hésiter notre proposition ; il désire, il exige même, en acceptant d'avance toutes les éventualités, que rien ne soit négligé de ce qui peut être pour son enfant une chance de salut ». L'enfant est d'abord plongé dans un bain à 30°, puis on le soulève au-dessus de la baignoire et on l'arrose avec de l'eau à 14° pendant près d'une minute. Vingt minutes après ce bain suivi d'affusion, et de vingt en vingt minutes par la suite, on fait une lotion avec de l'eau à 14° ; bientôt la température s'abaisse à 39°, 38°8 et l'enfant reprend connaissance.

Les lotions, le drap mouillé peuvent rendre de grands services, quand la balnéation est impossible, par suite de difficultés matérielles ou de l'opposition des parents. Les lotions sont faites pendant deux ou trois minutes avec de l'eau à 25°, à 20°, additionnée de vinaigre ; on les répète toutes les trois heures. L'enveloppement dans le drap mouillé d'eau à 15° dure dix ou quinze minutes et doit être renouvelé toutes les deux ou trois heures.

Pour désintoxiquer l'organisme dans les scarlatines graves, on pourra parfois faire une *saignée générale;* la saignée a été beaucoup trop abandonnée dans le traitement de la scarlatine; elle est à recommander dans les formes graves (Hallé). Chez un adulte vigoureux terrassé par une scarlatine maligne, chez les enfants même (Hallé), il ne faut pas hésiter à pratiquer une saignée. On soustrait ainsi une certaine quantité de poison scarlatin circulant dans le sang et on diminue l'imprégnation toxique des centres nerveux. La saignée a aussi ses indications classiques dans le traitement de la néphrite avec accidents urémiques.

On n'a pas souvent, du moins à notre connaissance, provoqué d'*abcès de fixation* chez les scarlatineux. Nous n'avons trouvé qu'un travail déjà ancien de Pujador y Fauva (*Congrès de Moscou*, 1897) recommandant de recourir à la méthode de Fochier en injectant sous la peau de l'essence de térébenthine. Après l'emploi très fréquent des abcès de fixation dans la grippe de 1918-1919, après les succès parfois vraiment remarquables ainsi obtenus, il semble très rationnel d'appliquer la méthode de Fochier au traitement des scarlatines graves.

Le cœur doit toujours être surveillé avec attention; en cas de grande tachycardie avec dyspnée, Hallé recommande de mettre une vessie de glace sur la région précordiale et on voit souvent, à la suite de cette application, les accidents rétrocéder. Les tonicardiaques habituels seront largement prescrits : injections d'huile camphrée, de spartéine-strychnine (qui agit peut-être par la strychnine plus que par la spartéine); injections d'huile éthérée et camphrée (ayant presque toujours une action très manifeste); injections de caféine (quand il faut parer à des accidents de collapsus cardiaque immédiatement menaçants et surtout chez les adultes, car les enfants supportent mal la caféine). Les préparations de digitale et la digitaline ne seront pas oubliées; comme l'a montré Lian, c'est une erreur de considérer la digitale comme un toni-cardiaque à action lente, n'étant pas indiqué en cas d'insuffisance du myocarde dans une infection. Depuis qu'on connaît le rôle de l'insuffisance surrénale dans le syndrome malin et dans un certain nombre de cas d'asthénie cardio-vasculaire, l'opothérapie surrénale est utilisée pour relever la pression artérielle; les uns emploient l'extrait surrénal, les autres la solution d'adrénaline.

Pour faciliter la diurèse, l'hydrothérapie sous forme de bains a souvent une action utile; dans les boissons que l'on donne au malade, on ajoutera de la lactose. La théobromine peut rendre des services. Quant aux injections sous-cutanées de sérum artificiel, on en faisait beaucoup avant d'être fixé sur le rôle du chlorure de sodium dans la pathogénie des œdèmes et sur l'influence exercée par la chlorurémie sur les fonctions rénales. Il ne faut pas y renoncer complètement; il ne faut pas se priver de cette médication par la crainte d'introduire une petite quantité de sel dans l'organisme; on ne s'abstiendra que s'il existe des œdèmes ou une grosse albuminurie (Nobécourt). On peut d'ailleurs remplacer les injections sous-cutanées de sérum artificiel par du sérum glucosé introduit goutte à goutte par voie rectale; Hallé conseille ce traitement quand les urines sont rares, l'adynamie extrême chez un malade qui boit difficilement.

Les symptômes ataxo-adynamiques imposent encore d'autres indications thérapeutiques. Si l'excitation prédomine, avec délire, soubresauts tendineux, Rauzier estime que l'un des meilleurs sédatifs est, en pareil cas, le musc. Nobécourt conseille les bromures, l'hydrate de chloral. Contre la dépression, on donne de l'eau additionnée de vin de Champagne ou d'eau de vie, la potion de Todd, l'acétate d'ammoniaque ; on fait des injections répétées d'huile camphrée, d'éther ou de caféine.

Une autre ressource thérapeutique nous est fournie par l'emploi des métaux colloïdaux, dont on sait l'action, parfois violente, mais souvent utile dans les grandes toxi-infections. Enfin, en présence d'une scarlatine hémorragique, il conviendra de prescrire le chlorure de calcium, l'ergotine.

Avec les nombreuses et diverses complications de la scarlatine, des indications thérapeutiques particulières se posent pour chaque cas. A toute la série angineuse, commençant au simple érythème pour finir à la gangrène, correspond un traitement local gradué selon la forme de l'angine. Nous avons dit qu'il ne fallait pas agir trop énergiquement sur la muqueuse de la gorge dans la plupart des cas; mais, en présence d'une angine ulcéreuse pouvant aboutir à la perforation du voile du palais, la méthode d'action énergique reprend ses droits ; Méry et Hallé conseillent les lavages avec l'eau oxygénée ou la liqueur de Labarraque, et des attouchements faits deux fois par jour avec du chlorure de zinc (solution à 1 p. 30); Lereboullet fait des lavages avec de l'eau d'Alibour étendue. Hallé recommande aussi, en cas d'angine à tendance nécrotique, des attouchements avec le chlorure de chaux employé à sec, sur tampon monté. Ce médicament est, dit-il, admirable dans toutes les affections de la bouche quand il existe plaie et mauvaise odeur de l'haleine.

Quand des fausses membranes apparaissent sur les amygdales, la question se pose de l'emploi du sérum antidiphtérique. Quelques pédiatres ont conseillé de faire un traitement prophylactique des angines à bacilles de Læffler, en injectant préventivement du sérum antidiphtérique à tout enfant atteint de scarlatine; d'après Lesné (1) cette pratique est très justifiée dans les hôpitaux d'enfants où l'association scarlatine-diphtérie s'observe encore. En dehors de cette circonstance de milieu hospitalier, ce sont seulement les scarlatineux ayant une angine à fausses membranes qui recevront du sérum antidiphtérique et encore faut-il se rappeler que les fausses membranes ne sont pas toujours produites par le bacille de Læffler, que les angines pseudo-membraneuses à streptocoques sont très fréquentes surtout au début. Aussi, sommes-nous d'avis que, chez un adulte, observé de bonne heure, alors que les fausses membranes sont peu étendues, il est préférable de prélever une parcelle de la fausse membrane et d'attendre le résultat de la culture pour décider s'il y a lieu ou non d'injecter du sérum antidiphtérique; si, pour une raison quelconque, cet examen bactériologique ne peut être fait rapidement, il est plus prudent d'injecter du sérum. Chez les jeunes enfants, nous estimons qu'il vaut mieux faire immédiatement une injection de sérum antidiphtérique, sans attendre vingt-quatre heures pour savoir quel germe est dans la gorge du petit malade.

Le coryza purulent avec jetage sera traité par les méthodes habituelles employées pour la désinfection du nez, ou mieux par des applications locales soit de sérum de cheval (2), soit de sérum antidiphtérique. Hallé conseille d'imbiber un tampon avec du sérum antidiphtérique et de l'introduire quelques minutes dans chaque narine; quand le jetage commence à diminuer, on fait des cautérisa-

(1) *La Clinique*, 29 novembre 1907.

(2) Lorey, *Méd. Klinik*, 1912. Analysé *Presse Méd.*, 24 août 1912.

tions avec une solution de nitrate d'argent à 1 p. 30.

En cas d'adénopathie cervicale, le meilleur traitement consiste dans l'eau chaude, appliquée d'une façon méthodique. On maintient en permanence des compresses imbibées d'eau chaude et on les renouvelle fréquemment. Des inflammations intenses peuvent rétrocéder sans suppuration et il ne faut jamais se hâter d'ouvrir les bubons scarlatineux.

Les otites seront traitées par l'application de compresses chaudes et humides sur la région auriculaire, par des instillations dans le conduit auditif externe de glycérine phéniquée à 1 p. 20 ou d'un mélange à parties égales de glycérine et de liqueur de Van Swieten. Un spécialiste en oto-rhino-laryngologie examinera le malade et fera une paracentèse du tympan, quand il y aura lieu.

Si des arthropathies surviennent, on applique sur les jointures douloureuses une pommade au salicylate de méthyle ou mieux, d'après Hallé, un liniment à base de jusquiame, de belladone et surtout d'opium. On prescrit le salicylate de soude; Hallé et Weill-Hallé, Richardière (1) préconisent plutôt l'aspirine. En cas d'arthrite suppurée, un chirurgien fera le nécessaire.

Le traitement de l'albuminurie et des néphrites plus graves ne présente dans la scarlatine rien de particulier. Nous avons longuement insisté sur la prophylaxie des néphrites par la prescription du régime alimentaire et par les mesures prises pour éviter au malade tout refroidissement. Lorsqu'un malade présente des modifications des urines et des œdèmes, il faut restreindre la quantité des liquides ingérés, diminuer la ration de lait, donner surtout de l'eau lactosée, de la tisane de chiendent avec du nitrate de potasse; un purgatif, des ventouses sèches

(1) *Soc. de Pédiatrie de Paris*, 20 novembre 1906.

ou scarifiées sur les régions lombaires; de la digitaline, si le cœur est dilaté, complètent le traitement. Quand se manifestent des signes précurseurs d'une crise d'urémie, le malade sera saigné, purgé, mis à la diète hydrique; même thérapeutique en cas de convulsions. En cas d'anurie, on a parfois pratiqué une intervention chirurgicale (néphrotomie, décapsulation.)

La néphrite subaiguë pose de nouvelles indications; régime qui ne doit pas être le régime lacté indéfiniment prolongé, celui-ci pouvant amener une anémie véritable et un état confinant à la cachexie (Hallé), mais qui sera un régime déchloruré ou hypoazoté, selon l'état des fonctions rénales; révulsion lombaire; laxatifs et lavements frais. Comme médicaments, la théobromine, le tanin et le sirop iodo-tannique, le lactate de strontium sont les plus employés. Une cure hydro-minérale à Saint-Nectaire ou à Evian donne souvent de bons résultats en cas d'albuminurie orthostatique ou résiduale.

Quand le convalescent de scarlatine reprend, après quarante jours d'isolement, la vie habituelle, il devra être encore surveillé pendant quelque temps. Il aura d'abord besoin, à ce moment, d'un traitement reconstituant; un séjour à la campagne ou au bord de la mer sera parfois conseillé à celui qui a eu une scarlatine grave et se remet mal. Les jeunes soldats obtiendront un congé de convalescence; leurs reins et leur cœur ne sont pas revenus à un état assez normal pour leur permettre de supporter aussitôt les fatigues de la vie militaire. On préviendra tout sujet qui vient d'avoir la scarlatine qu'il est utile de l'examiner plusieurs fois dans les mois qui suivent, de rechercher si ses urines ne renferment pas d'albumine. Les anciens scarlatineux ayant eu la gorge profondément infectée, ayant eu de l'otite suppurée, se trouveront bien d'une cure hydro-minérale dans les stations qui conviennent à ces cas; ils seront dirigés vers les eaux arsénicales (La Bourboule, Le Mont-Dore), les eaux sulfureuses (Cauterets, Luchon, Uriage, Challes) ou sulfo-arsenicales (Saint-Honoré).

Nous pensons avoir montré, dans cet exposé du traitement de la scarlatine, que le rôle du thérapeute est toujours important, quelle que soit la forme de la maladie. S'agit-il d'un cas bénin? Le médecin doit prescrire le régime convenable, surveiller la diurèse, éviter les infections secondaires; il doit aussi persuader le malade et son entourage que l'isolement prolongé est indispensable, même après une scarlatinette. Dans les cas graves, un traitement énergique s'impose; on aura souvent la satisfaction d'enrayer une infection qui paraissait devoir être mortelle et de lutter avec succès contre des complications inquiétantes.

TABLE DES MATIÈRES

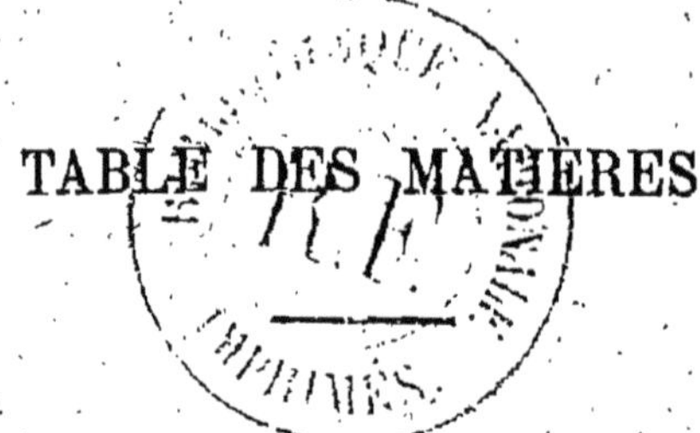

Pages.

E. GREVIN. — IMPRIMERIE DE LAGNY — 4-24.

BIBLIOTHÈQUE DES CONNAISSANCES MÉDICALES

Format in-18 jésus

Volumes parus :

Dr APERT
Médecin de l'hôpital des Enfants Malades
Vaccins et sérums. 1 vol. broché 7 50
Les jumeaux. Illustré, 1 vol. broché 7 50

Dr Germain BLECHMANN
Ex-chef de clinique à la Faculté
Les péricardites aiguës. Illustré, 1 vol. broché. . . . . 10 »

Dr M. BRELET
Professeur à l'École de médecine de Nantes
La scarlatine. 1 vol. broché. 7 50

Dr F. CATHELIN
Chirurgien en chef de l'hôpital d'Urologie
Ancien chef de clinique de la Faculté
La tuberculose rénale chronique. Illustré, 1 vol. broché 7 50

Dr R. CESTAN
Médecin des hôpitaux, Professeur de clinique à la Faculté de Toulouse
Les épilepsies. 1 vol. broché. 7 50

Dr DUBREUIL-CHAMBARDEL
Les scolioses. Illustré, 1 vol. broché . . . . 10 »

Dr A. DUCOURNAU
Chef de clinique à l'École de Stomatologie
Dents et maux de dents. Illustré, 1 vol. broché . . . 7 50

Dr DUHEM
Chef du laboratoire de radiologie de l'hôpital des Enfants Malades
L'emploi des Rayons X en médecine. Illustré, 1 vol. broché . . . . 10 »

Dr H. FEUILLADE
Médecin-Directeur de la clinique médicale d'Écully
Conseils aux nerveux et à leur entourage. 1 vol. broché. 7 50

Dr LANCE
Assistant d'orthopédie à l'hôpital des Enfants malades
La tuberculose vertébrale, Mal de Pott. Illustré, 1 vol. br. 10 »

Dr P. LE DAMANY
Professeur à l'École de médecine de Rennes
La luxation congénitale de la hanche. Illustré, 1 vol. br. 10 »

Dr Camille LIAN
Médecin des hôpitaux
et Dr André FINOT
L'hypertension artérielle. Illustré 1 vol. broché. . . . . . . 8 »

Dr Maurice PERRIN
Professeur à la Faculté de médecine de Nancy
et Dr Paul MATHIEU
Ancien interne des hôpitaux de Nancy
L'obésité. 1 vol. broché. . . 7 50

Dr P. NOBÉCOURT
Médecin de l'hôpital des Enfants-Malades
Les syndromes endocriniens dans l'enfance et la jeunesse. Illustré, 1 vol. broché. . . 10 »

Dr RATHERY
Professeur agrégé à la Faculté, médecin de l'hôpital Tenon
Le diabète sucré. 1 vol. broché 7 50

Dr Clément SIMON
Médecin de l'Infirmerie spéciale de Saint-Lazare
La syphilis. Illustré, 1 vol. broché . . . . 10 »

Dr TIXIER
Médecin des hôpitaux de Paris
Les anémies. 1 vol. broché. . 7 50

Dr Henri VERGER
Professeur de médecine légale à l'Université de Bordeaux, médecin des hôpitaux
L'évolution des idées médicales sur la responsabilité des délinquants. 1 vol. broché . . . 7 »

Volumes en préparation :

Dr L. BABONNEIX
Médecin de la Charité
Les chorées.

Dr Maurice PERRIN
Professeur à la Faculté de Médecine de Nancy
et Dr Paul MATHIEU
Ancien interne des hôpitaux de Nancy
Les eaux minérales.

4674. — Paris. — Imp. Hemmerlé, Petit et Cie. 5-24.

www.ingramcontent.com/pod-product-compliance
Ingram Content Group UK Ltd.
Pitfield, Milton Keynes, MK11 3LW, UK
UKHW022053260726
13993UKWH00001B/90

9 782329 178493